Sautter

Wirksame Hilfen bei unerfülltem Kinderwunsch

Der Autor:

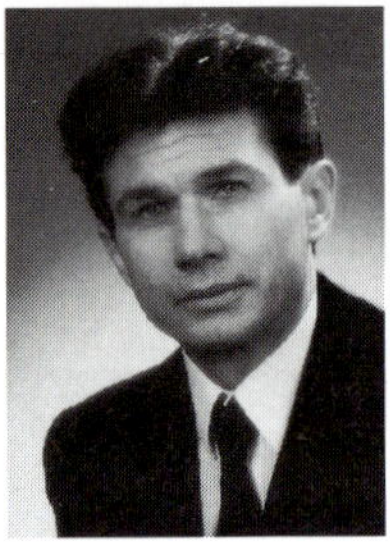

Dr. med. Thomas Sautter ist Chefarzt der Frauenklinik in Erbach/Odenwald. Die Fragen und Probleme ungewollt kinderloser Paare sind ihm aus seinen Kinderwunsch-Sprechstunden bestens bekannt. Zu den Themen gynäkologische Endokrinologie, Sterilität und Ultraschall hat er mehrere Bücher und andere Veröffentlichungen verfasst.

Dr. med. Thomas Sautter

Wirksame Hilfen bei unerfülltem Kinderwunsch

- Endlich ein Baby: So nutzen Sie alle Chancen aus Naturheilkunde und moderner Medizin

TRIAS

Leserservice:

Wenn Sie Fragen oder Anregungen zu diesem Buch haben, schreiben Sie uns an:
TRIAS Verlag
Postfach 301107
D-70451 Stuttgart
oder schicken Sie uns eine E-Mail an:
trias.lektorat@thieme.de

Umschlaggestaltung:
Cyclus · Visuelle Kommunikation, Stuttgart

Textzeichnungen:
Friedrich Hartmann, Nagold

Bildnachweis:
Cover: Stock Market; Bavaria: S. 22, 53, 136, 166; Photo Alto: S. 64, 94; Couples and Teens: S. 10; Health and Medicine: S. 110; MEV: S. 202; Buchrückseite: Zefa-Archiv

Die Deutsche Bibliothek –
CIP-Einheitsaufnahme
Ein Titeldatensatz für diese Publikation ist bei der Deutschen Bibliothek erhältlich.

Dieses Buch wurde in der neuen deutschen Rechtschreibung verfasst.

Wichtiger Hinweis:
Wie jede Wissenschaft ist die Medizin ständigen Entwicklungen unterworfen. Forschung und klinische Erfahrung erweitern unsere Erkenntnisse, insbesondere was Behandlung und medikamentöse Therapie anbelangt. Soweit in diesem Werk eine Dosierung oder eine Applikation erwähnt wird, darf der Leser zwar darauf vertrauen, dass Autoren, Herausgeber und Verlag große Sorgfalt darauf verwandt haben, dass diese Angabe **dem Wissensstand bei Fertigstellung des Werkes** entspricht.
Für Angaben über Dosierungsanweisungen und Applikationsformen kann vom Verlag jedoch keine Gewähr übernommen werden. **Jeder Benutzer ist angehalten,** durch sorgfältige Prüfung der Beipackzettel der verwendeten Präparate und gegebenenfalls nach Konsultation eines Spezialisten festzustellen, ob die dort gegebene Empfehlung für Dosierungen oder die Beachtung von Kontraindikationen gegenüber der Angabe in diesem Buch abweicht. Eine solche Prüfung ist besonders wichtig bei selten verwendeten Präparaten oder solchen, die neu auf den Markt gebracht worden sind. **Jede Dosierung oder Applikation erfolgt auf eigene Gefahr des Benutzers.** Autoren und Verlag appellieren an jeden Benutzer, ihm etwa auffallende Ungenauigkeiten dem Verlag mitzuteilen.

Gedruckt auf chlorfrei gebleichtem Papier

Rüdigerstraße 14, D-70469 Stuttgart
Printed in Germany
Satz: Fotosatz H. Buck, Kumhausen
Druck: Westermann-Druck, Zwickau

ISBN 3-89373-557-7 1 2 3 4 5 6

Zu diesem Buch

Sie greifen zu diesem Buch, weil Ihr Wunsch nach einem Kind sich bisher nicht erfüllt hat. Was anderen anscheinend mühelos, manchmal sogar gegen deren Willen »in den Schoß fällt«, ist Ihnen zu einem Lebensproblem und oft genug zu einer harten Prüfung Ihrer Partnerschaft geworden. Sie wollen jetzt endlich wissen, woran es liegen kann, dass Sie nicht schwanger werden. Sie wollen sich darüber informieren, welche Möglichkeiten es gibt, zum eigenen Kind zu kommen und was Sie selbst tun können, um die Chance für eine Schwangerschaft zu erhöhen.

Dieses Buch wird Ihnen helfen, Antworten auf Ihre Fragen zu finden und Ihnen Hilfestellungen geben, die teilweise sehr komplizierten Abläufe und Zusammenhänge, die sich bei vermeintlich so einfachen und natürlichen Dingen wie dem Kinderkriegen abspielen, zu verstehen. Sie werden erfahren, dass gerade der Wunsch nach einem eigenen Kind Sie und Ihren Partner in Ihrer gesamten Persönlichkeit gleichermaßen betrifft. Und fast all Ihre Lebensbereiche werden davon berührt.

Wurde bisher ein Versagen vor allem der Frau angelastet, so ist auf diesem Gebiet manches zu Lasten des Mannes korrigiert worden. Wenn durch dieses Buch die Bereitschaft des Mannes gefördert wird, sich schon zu Beginn in die ärztliche Betreuung einzubringen und untersuchen zu lassen, ist ein ganz wesentlicher Schritt in die richtige Richtung getan.

Die Entwicklung der medizinischen Technologie und der Wissenschaft hat uns inzwischen an Grenzen herangeführt, wo die Würde des Menschen bedroht ist. Auch diese hoch spezialisierten Methoden werden in diesem Buch angesprochen. Da das ungeborene Kind selbst nicht in die Maßnahmen einwilligen kann, sollen vor allem ihm unsere Gedanken, unser höchster Schutz und Fürsorge gelten.

Dieses Buch gibt Ihnen Informationen über sanfte Behandlungen bis zu High-Tech-Methoden an die Hand, erläutert aber auch die Möglichkeiten der Selbsthilfe, das heißt, wie Sie ganz persönlich dazu beitragen können, dass sich Ihre Chancen auf ein eigenes Kind erhöhen. Ich möchte Ihnen auf diese Weise umfassende Informationen geben, damit Sie selbst entscheiden können, welche der verfügbaren Möglichkeiten Sie nutzen wollen, um gut und glücklich zu leben – sei es mit oder ohne eigenes Kind.

Dr. med. Thomas Sautter, im Januar 2000

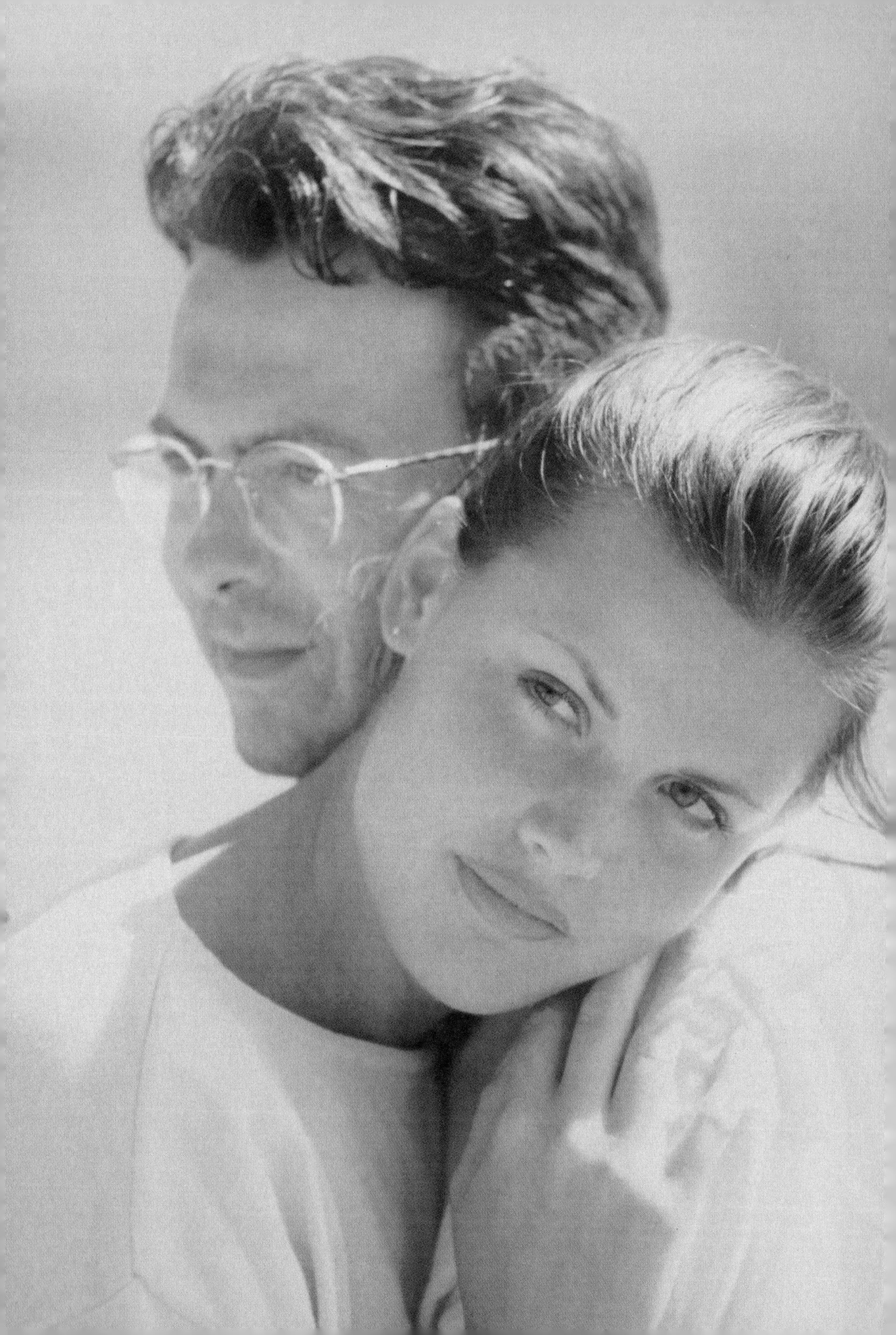

Ungewollt kinderlos – woran kann es liegen?

Jede siebte Partnerschaft in den westlichen Industrieländern ist heute mit dem Problem der Unfruchtbarkeit konfrontiert. Die Ursachen davon sind vielfältig. Dieses Kapitel gibt einen zusammenfassenden Überblick, welche Rolle Ihr Alter, die Dauer Ihrer Partnerschaft und Ihr Sexualverhalten dabei spielen und welche Möglichkeiten der Behandlung es gibt.

Natürliche Empfängnis und unerfüllter Kinderwunsch

Die ungewollte Kinderlosigkeit wird von Ärztinnen und Ärzten auch als »Sterilität« bezeichnet. Dieses Wort kommt aus dem Griechischen und heißt wörtlich übersetzt »Unfruchtbarkeit«. Von Sterilität wird Ihr Frauenarzt sprechen, wenn Sie sich als Paar ein Baby wünschen, regelmäßig ohne »aufzupassen« miteinander schlafen und innerhalb eines Jahres nicht schwanger werden. Das heißt jedoch nicht, dass Sie unfruchtbar sind. Denn etwa jedes dritte Paar mit Kinderwunsch hat schon mindestens einmal länger als ein Jahr gewartet, bis die Schwangerschaft spontan, das heißt ohne Behandlung, eingetreten ist. Es ist deshalb besser, stattdessen von verminderter Fruchtbarkeit zu sprechen.

Sterilität kann von Beginn Ihrer Partnerschaft an bestehen. Es wird dann von primärer Sterilität gesprochen. Sie können davon ausgehen, dass Ihre Eizellen bisher nicht von den Samenzellen Ihres Partners befruchtet worden sind. Sterilität kann sich allerdings auch einstellen, wenn Sie schon einmal schwanger gewesen sind oder bereits Kinder geboren haben. Diese Situation wird als sekundäre Sterilität bezeichnet.

Wie verbreitet ist die ungewollte Kinderlosigkeit?

In den westlichen Industrieländern wird der Anteil unbeabsichtigt kinderloser Paare heute auf etwa 15 Prozent geschätzt. Das heißt, dass nahezu jede siebte Partnerschaft mit dem Problem der Unfruchtbarkeit konfrontiert ist und gegen ihren Willen ohne die gewünschten Kinder lebt. In Deutschland sind schätzungsweise 2 Millionen Paare von ungewollter Kinderlosigkeit betroffen. Und etwa 100 000 Paare lassen sich deswegen zurzeit jährlich behandeln.

Historisch gesehen hat sich der Anteil der ungewollt kinderlosen Paare ständig vergrößert. Im 17. Jahrhundert betrug er lediglich 2 Prozent. Im 18. Jahrhundert hatte sich der Anteil bereits verdoppelt und im 19. Jahrhundert waren rund 8 Prozent der Partnerschaften ungewollt kinderlos. Fruchtbarkeit und Fortpflanzung haben schon von alters her für die Menschen eine wichtige Rolle gespielt. Bereits im Alten Testament können wir über Fälle von Kinderlosigkeit lesen. Im 1. Buch Mose, Kapitel 16, heißt es beispielsweise:

»Sarai, Abrams Frau gebar ihm kein Kind.
Und Sarai sprach zu Abram:
Siehe, der Herr hat mich verschlossen,
dass ich nicht gebären kann.«

Für die damalige Zeit war es bezeichnend, dass die Schuld an der Kinderlosigkeit ausschließlich der Frau angelastet wurde. Heute wissen wir, wie falsch und ungerecht dieses über Jahrhunderte hinweg geäußerte Vorurteil war. In rund 40 Prozent der Fälle nämlich ist der Mann eingeschränkt oder gar nicht zeugungsfähig.

Wie verteilen sich die Sterilitätsursachen auf Frau und Mann?

Wenn wir die Ursachen für die Sterilität aufschlüsseln, stellt sich heraus, dass diese sich zu einem gleich hohen Prozentsatz von jeweils 40–45 Prozent auf Mann und Frau verteilen. In circa 20 Prozent der Fälle lassen sich die Gründe für den unerfüllten Kinderwunsch nicht klären. Bei etwa 30 Prozent der Paare, die in die Kinderwunsch-Sprechstunde kommen, bestehen sowohl beim Mann als auch bei der Frau ein Grund oder mehrere Gründe, die für die Unfruchtbarkeit gerade dieser Partnerschaft ursächlich in Frage kommen. Das heißt: Wird bei Ihnen ein fruchtbarkeitsmindernder Faktor wie beispielsweise eine hormonelle Störung festgestellt, ist es durchaus möglich, dass auch bei Ihrem Partner ein Handikap vorliegt, welches das Eintreten einer Schwangerschaft zusätzlich verhindert.

Dieses Problem geht beide an

Der unerfüllte Kinderwunsch ist ein Problem, das beide Partner, also Frau und Mann, in gleichem Maße betrifft. Aus diesem Grunde ist es eigentlich klar, dass die Suche nach den Ursachen und die Behandlung der Kinderlosigkeit stets gemeinsam erfolgen.

Haben sich zwei Menschen für ein gemeinsames Leben entschieden, wünschen sie sich – wenn nicht sofort, so doch später – in den meisten Fällen auch Kinder. Was aber tun, wenn der erhoffte Nachwuchs sich dann nicht einstellt?

Welchen Einfluss haben das Lebensalter und die Dauer der Partnerschaft auf die Fruchtbarkeit?

Die Fruchtbarkeit des Menschen ist durch natürliche und biologische Vorgänge begrenzt. Die Wahrscheinlichkeit, dass eine Frau schwanger wird, nimmt mit zunehmendem Alter deutlich ab. Um das 20. Lebensjahr ist die Fruchtbarkeit am größten. Statistisch werden in diesem Alter von 100 Frauen 60 schwanger. Mit 30 Jahren sind es nur noch 30 von 100 Frauen. Bis zum 40. Lebensjahr sinken die Aussichten, noch ein Kind haben zu können, auf unter 10 Prozent ab. Zudem nimmt mit höherem Lebensalter das Risiko, dass eine Schwangerschaft durch eine Fehlgeburt vorzeitig beendet wird, zu (siehe S. 203 ff.). Auch sollten Sie wissen, dass die Gefahr möglicher Chromosomenschädigungen für das Kind mit höherem Lebensalter der werdenden Eltern ansteigt.

Die Zeugungsfähigkeit des Mannes beginnt in unseren Breitengraden recht früh, nämlich zwischen 13 und 16 Jahren. Bei Männern über 40 Jahren ist dagegen wieder eine rückläufige Fruchtbarkeit zu beobachten. Der gesunde Mann bleibt dennoch gewöhnlich doppelt so lange zeugungsfähig wie die Frau empfängnisfähig ist. Dass 70- oder 80-jährige Männer noch Kinder zeugen, gehört allerdings zu den biologischen Ausnahmeereignissen.

Ein weiterer Faktor, der die Empfängniserwartung beeinflussen kann, ist die Dauer Ihrer Partnerschaft. Im Durchschnitt beträgt die fruchtbare Phase, in welcher mit Kindern gerechnet werden kann, zirka 15 Jahre. Nach neueren Statistiken kommt es bei normal fruchtbaren Paaren aller Altersgruppen mit Kinderwunsch in 60 Prozent innerhalb eines halben Jahres, in 80 Prozent innerhalb eines Jahres und in 90 Prozent innerhalb von eineinhalb Jahren zu einer Schwangerschaft. Bleibt die Partnerschaft 2 Jahre kinderlos, beträgt die Wahrscheinlichkeit, dass die Frau dann noch schwanger wird, lediglich 12 Prozent. Nach 7-jähriger Dauer der Partnerschaft ist die Chance, ein Kind bekommen zu können, rein mathematisch gesehen, nahezu aussichtslos.

Natürlich weisen derartige Statistiken immer Unzulänglichkeiten auf, da sie nur wenig über das Schicksal der Einzelnen aussagen. Tatsächlich kommt es nicht selten vor, dass bei Paaren, die als unfruchtbar galten und die bereits jede Hoffnung auf das eigene Kind aufgegeben hatten, sich nach Jahren spontan, ohne irgendeine Behandlung, doch noch der ersehnte Nachwuchs einstellte.

Welches ist das günstigste Alter, ein Kind zu bekommen?

Viele junge Frauen planen heutzutage erst in späteren Lebensjahren ein Kind ein, weil sie ihre Schul- oder Berufsausbildung abschließen, ihre berufliche Karriere vorantreiben, finanziell auf eigenen Füßen stehen oder andere Lebenspläne zunächst verwirklichen wollen.

Das für eine Frau günstigste Alter, ein Baby zu bekommen, liegt zwischen dem 18. und 32. Lebensjahr. Dafür gibt es eine Reihe psychologischer, seelischer und körperlicher Gründe. Auch medizinische Gesichtspunkte sprechen dafür, Kinder in diesen Jahren zu bekommen.

Eine Frau sollte sich jedoch auch nach dem 35. Lebensjahr nicht von ihrem Wunschkind abhalten lassen. Gerade in diesem Lebensabschnitt wird eine Schwangerschaft als besonders beglückend erlebt. Der amerikanische Pop-Star Madonna oder die Schauspielerin Ursula Andres sind prominente Beispiele hierfür. In Deutschland bekommen jährlich über 50 000 Frauen ihr erstes Baby, wenn sie 35 Jahre oder älter sind.

Spielt das Sexualverhalten eine Rolle?

Neben dem Alter der Partner und der Dauer der Partnerschaft ist es möglich, dass das Sexualleben des Paares, die Art, Häufigkeit und der Zeitpunkt des Geschlechtsverkehrs – aufgrund mangelnder Erfahrung und Information – für eine Empfängnis nicht besonders günstig ist.

Für eine Partnerschaft ist Sexualität aber natürlich weit mehr als Schwangerwerden. Es ist eine Form der Körpersprache, die ausdrückt, wie sehr man den Partner mag. Sexualität vermittelt Zärtlichkeit, Geborgenheit, Kreativität, Fantasie und Spontaneität. Sie sollten deshalb miteinander schlafen, wenn Ihnen danach ist und Sie Lust aufeinander haben. Vermeiden Sie, dass sich die Liebe ausschließlich nach Ihren fruchtbaren Tagen richtet. Dies wird allzu gerne vergessen, wenn Sie sich im »Befruchtungsstress« (siehe S. 66 ff.) befinden. Nehmen Sie sich daher Zeit für die Liebe und kultivieren Sie diese. Guter Sex trägt zu Ihrem seelischen und körperlichen Wohlbefinden bei.

Die Chance schwanger zu werden erhöht sich, je häufiger Sie miteinander schlafen. Diese Tatsache lässt sich anhand von Untersuchungen bei normal fruchtbaren Paaren eindrucksvoll belegen. Danach kommt es bei 46 Prozent dieser Paare innerhalb von sechs Monaten zu einer Schwangerschaft, wenn sie zweimal in der Woche miteinander schlafen. Paare, die viermal oder häufiger in der Woche Geschlechtsverkehr haben, können binnen sechs Monaten sogar in 80 Prozent der Fälle mit einer Empfängnis rechnen.

Wichtig ist aber auch der richtige Zeitpunkt des Geschlechtsverkehrs: Die Frau kann nämlich nur innerhalb weniger Stunden, zur Zeit des Eisprungs, empfangen. Eine Eizelle ist durchschnittlich bis 24 Stunden nach dem Eisprung befruchtungsfähig. Zum Eisprung der Frau kommt es etwa in der Mitte des monatlichen Zyklus. Ist Ihr Partner immer gerade in dieser Zeit verreist – zum Beispiel aus beruflichen Gründen –, ist es nicht verwunderlich, wenn die erhoffte Schwangerschaft auf sich warten lässt.

Bei der Frau treten während eines Orgasmus Kontraktionen der Gebärmutter auf. Diese können den Transport der Samenzellen in die Eileiter begünstigen. Es wird auch diskutiert, ob dem Orgasmus eine Rolle für die Einnistung des Embryos zukommen könnte. So schön ein Orgasmus für das Liebesempfinden ist, so ist er doch für eine Empfängnis nicht unbedingt erforderlich. Beim Mann dagegen ist der Orgasmus notwendig, da es hierbei zum Samenerguss kommt.

Schwangerschaften können sich bei allen denkbaren Positionen ergeben. Voraussetzung für das Zustandekommen einer Empfängnis ist, dass Samenzellen in ausreichender Menge und zum richtigen Zeitpunkt im Eileiter auf eine Eizelle treffen. Günstig ist die Löffelstellung, bei der sich der Mann an den Rücken der Frau schmiegt. Haben Sie das Gefühl, dass nach dem Samenerguss Sperma aus der Scheide herausfließt, vermeiden Sie das sofortige Aufstehen. Zusätzlich können Sie Ihr Becken höher lagern, indem Sie die Knie anziehen oder Sie legen sich mit angezogenen Knien auf die Seite.

Kinderlosigkeit kann seelische und organische Ursachen haben

Die Gründe, warum es mit dem Kinderkriegen nicht klappt, sind vielfältig. Grob medizinisch unterteilt gibt es seelische und organische Sterilitätsursachen. Aber auch gesellschaftliche, kulturelle, religiöse oder wirtschaftliche Gründe und Umwelteinflüsse verschiedenster Art (Schadstoffe, Stress im Berufs- und Privatleben) beeinflussen die Fruchtbarkeit. Das Problem darf deshalb nicht rein mechanistisch gesehen und angegangen werden. Es ist immer etwas sehr Individuelles und erfordert eine besondere persönliche und menschliche, ganzheitliche Zuwendung und Betreuung des kinderlosen Paares.

Seelische Ursachen

Neben biologischen und organischen Faktoren verbergen sich seelische Probleme hinter dem unerfüllten Kinderwunsch (siehe S. 66 ff.). Halten Sie sich stets vor Augen, dass Ihre Seele und Ihr Körper untrennbar zusammengehören und in engsten Wechselwirkungen zueinander stehen. Sicherlich haben Sie schon an sich selbst erfahren, dass seelische Probleme sich in körperlichen Beschwerden und Befindungsstörungen zeigen, genauso wie organische Erkrankungen seelische Auswirkungen nach sich ziehen.

Seelische Probleme können beispielsweise entstehen oder entstanden sein, wenn Sie im beruflichen und/oder privaten Leben chronisch überfordert sind oder wenn es Schwierigkeiten im partnerschaftlichen Zusammenleben gibt. Diese seelischen Probleme werden oft nicht bewusst wahrgenommen oder schlicht verneint. Meist bestehen sie nur vorübergehend, können dann jedoch eine natürliche Blockade gegen das Schwangerwerden darstellen. Dies zeigt sich u.a. daran, dass es ganz spontan zu Schwangerschaften kommt, wenn die seelischen Konflikte gelöst und überwunden werden.

Organische Ursachen bei der Frau

Bei der Frau können zum Beispiel die Eierstöcke, die normalerweise jeden Monat eine befruchtungsfähige Eizelle bilden, aus irgendeinem Grund nicht richtig funktionieren (siehe S. 71 f.). Die Eileiter, in denen die Befruchtung von Ei- und Samenzelle stattfindet, können verklebt sein, so dass Ei- und Samenzellen nicht zusammentreffen (siehe S. 36 f.). Weitere Quellen für Störungen können in der Gebärmutterhöhle, am Gebärmutterhals oder in der Scheide liegen (siehe S. 81 f.). Auch bestimmte internistische Erkrankungen, wie etwa eine Über- oder Unterfunktion der Schilddrüse oder die Blutzuckerkrankheit (Diabetes), können die weibliche Fruchtbarkeit beeinträchtigen.

Organische Ursachen beim Mann

Beim Mann kann die Zeugungseinschränkung oder -unfähigkeit aus der mangelhaften oder fehlenden Bildung gesunder Samenzellen entstehen (siehe S. 83 ff.). Auch können die Samenleiter, ähnlich wie die Eileiter der Frau, als Folge einer Entzündung blockiert sein (siehe S. 86 f.). Die Samenzellen gelangen dann nicht in die Scheide der Frau, obwohl sie in ausreichender Menge im Hoden gebildet werden.

Schadstoffe

In der heutigen Zeit sind wir in unserer Umwelt einer Vielzahl von Schadstoffen ausgesetzt oder wir konsumieren selbst Genussgifte wie Alkohol, Zigaretten und Koffein. Es ist bekannt, dass Schadstoffe und Genussgifte die Fortpflanzungsvorgänge ungünstig beeinflussen (siehe S. 89 f.). Bei der Frau können Zyklusstörungen, Fehlgeburten und Missbildungen auftreten und beim Mann wird die Qualität der Samenzellen beeinträchtigt.

Unerklärbare Sterilität

Bei circa 20 Prozent der Paare, die in die Kinderwunsch-Sprechstunde kommen, lassen sich keine Gründe für die Kinderlosigkeit ausfindig machen. Dieser Zustand wird als unerklärbare oder funktionelle Sterilität bezeichnet. Nicht selten stecken dahinter seelische Probleme.

Holen Sie sich möglichst bald ärztlichen Rat

Sie können es sich einfach nicht erklären, warum es mit der gewünschten Schwangerschaft nicht »klappt«, oder Sie vermuten, dass Sie unfruchtbar sein könnten? Unabhängig von Ihrem Alter sollten Sie möglichst bald zum Arzt oder zur Ärztin gehen und sich gründlich untersuchen lassen. Und dies aus zweierlei Gründen:

- Stellt sich bei den Beratungen und Untersuchungen heraus, dass »alles« in Ordnung ist, werden Ihnen die unbegründete Angst und die seelische Belastung genommen, keine eigenen Kinder haben zu können. Sie erkennen dann, dass es lediglich Geduld, Verständnis und Zuversicht benötigt, bis sich das Wunschkind auch bei Ihnen einstellen wird.
- Finden sich bei den Untersuchungen dagegen Störungen oder Erkrankungen als Grund für die Empfängnisschwierigkeit, geht keine kostbare Zeit für die erforderliche Behandlung, deren Dauer im Voraus nicht abzuschätzen ist, verloren. »Zuständig« ist normalerweise Ihre Frauenärztin bzw. Ihr Frauenarzt. Diese organisieren und koordinieren die notwendigen Untersuchungen für Sie und Ihren Partner.

Wie für jede andere ärztliche Behandlung, gilt auch für die Behandlung der ungewollten Kinderlosigkeit die ärztliche Schweigepflicht. Sie können deshalb die Untersuchungsbefunde Ihres Partners nicht ohne dessen Einwilligung erfahren. Da die Kinderlosigkeit aber Sie beide in gleichem Maße betrifft, ist es notwendig und selbstverständlich, von Zeit zu Zeit die einzelnen Untersuchungs- und Behandlungsschritte mit Ihnen beiden gemeinsam zu besprechen. Haben Sie Verständnis dafür, wenn Ihr betreuender Arzt Sie deshalb schon zu Beginn der Behandlung bittet, von der Schweigepflicht gegenüber Ihrem Partner entbunden zu werden.

Welche Behandlungsmethoden gibt es?

Die Behandlung richtet sich grundsätzlich nach den individuellen Ursachen Ihrer Kinderlosigkeit. Je genauer diese abgeklärt werden, umso gezielter und Erfolg versprechender wird die Behandlungsmaßnahme dann auch sein können. Ihnen bleibt so eine meist frustrierende Zeit des Herumprobierens erspart. Sowohl die Untersuchungen als auch die Behandlungen werden stets bei Ihnen und Ihrem Partner durchgeführt.

Folgende Maßnahmen und Methoden werden zur Behandlung bei unerfülltem Kinderwunsch angewandt (siehe S. 137 ff.):

- therapeutische Gespräche
- psychosomatische Behandlungen
- naturheilkundliche Verfahren wie Akupunktur, Homöopathie oder Phytotherapie
- Optimierung des natürlichen, spontanen Zyklus
- Hormon- und Inseminationsbehandlungen
- operative Eingriffe
- die Befruchtung außerhalb des Mutterleibes mit anschließender Übertragung des Embryos (»In-vitro-Fertilisation«)
- die Übertragung von Ei- und Samenzellen in die Eileiter (»Intratubarer Gametentransfer«)
- die Injektion von Samenzellen direkt in die Eizelle (»Intrazelluläre Spermainjektion«).

Oft sind die Empfängnisschwierigkeiten einfach zu beseitigen. Ein großer Teil der später eintretenden Schwangerschaften ist allein der ärztlichen Beratung und Betreuung zuzuschreiben, ohne dass eine besondere Kinderwunschbehandlung vorgenommen wurde. Seien Sie jedoch nicht enttäuscht, wenn sich die Schwierigkeiten nicht schnell und leicht beheben lassen. Bedenken Sie, dass durch die Fortschritte in der Behandlung des Kinderwunsches heute 60–80 Prozent der kinderlosen Paare »erfolgreich« zum eigenen Kind verholfen werden kann. Auch sollten Sie sich nicht dadurch entmutigen lassen, dass die Behandlungen oftmals zeitaufwändig sind und deshalb Geduld erfordern. Geduld und Vertrauen sollten Sie auch Ihrem behandelnden Frauenarzt während der verschiedenen Etappen der ärztlichen Untersuchungen und Behandlungen entgegenbringen. Nur durch die vertrauensvolle Zusammenarbeit aller Beteiligten wird letztlich ein Erfolg möglich sein.

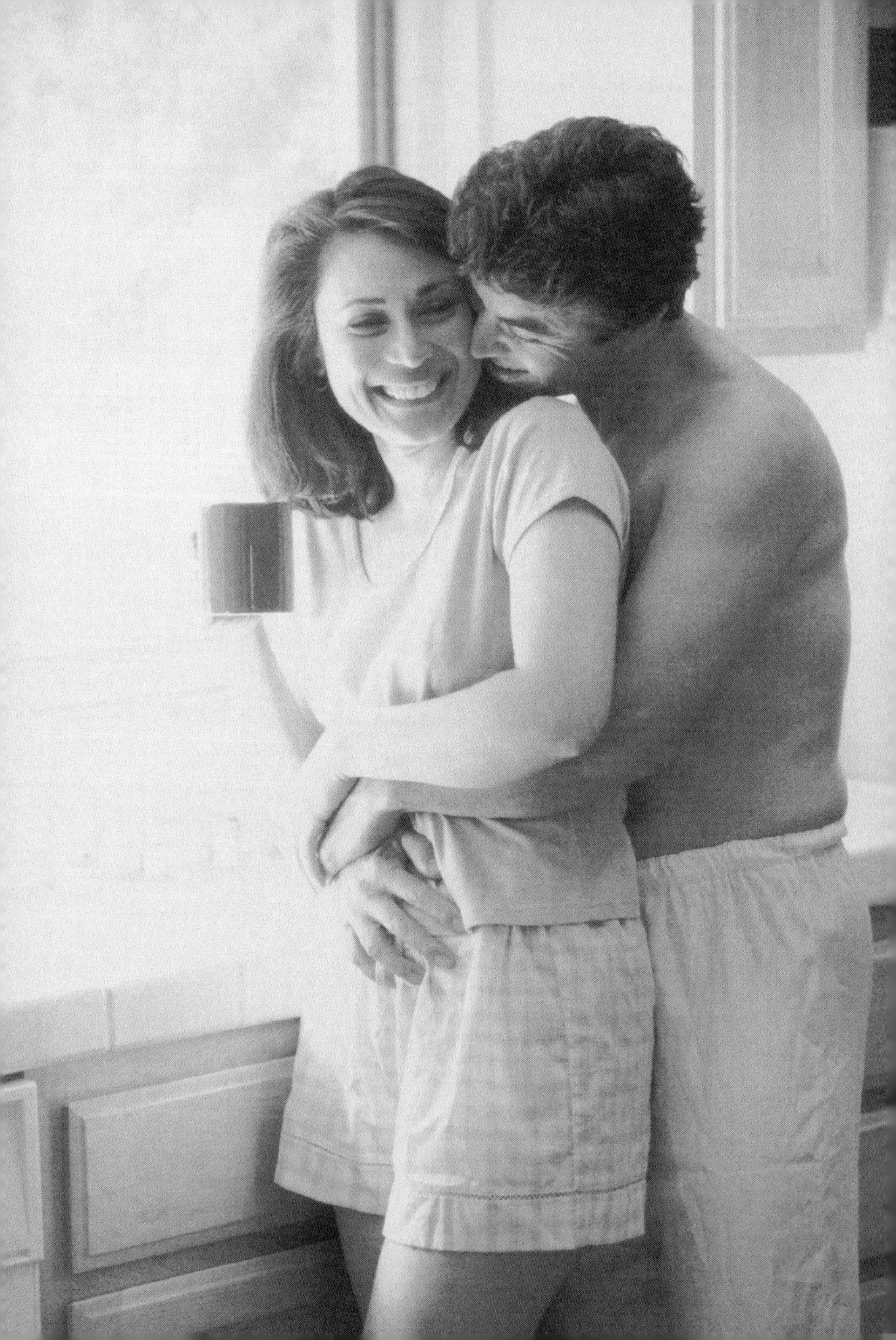

Wie unsere Fortpflanzungsorgane funktionieren

Sexualität und Fortpflanzung sind nicht auf die eigentlichen Geschlechts- oder Fortpflanzungsorgane von Frau und Mann beschränkt, sondern immer ein Ausdruck der körperlichen, seelischen und sozialen Einheit des ganzen Menschen. Um jedoch die vielfältigen Sterilitätsursachen sowie die zahlreichen Untersuchungs- und Behandlungsschritte bei der ungewollten Kinderlosigkeit besser verstehen zu können, werden wir uns im Folgenden damit beschäftigen, was sich im weiblichen und im männlichen Körper abspielt, wenn es zur Befruchtung kommt.

Die Wirkung von Hormonen und äußeren Reizen

Die Fortpflanzungsorgane von Frau und Mann bilden eine funktionelle Einheit. Jedes dieser Organe erfüllt im Rahmen des menschlichen Fortpflanzungsvorgangs ganz bestimmte Aufgaben, die genau aufeinander abgestimmt sind. Alle diese Vorgänge werden durch Hormone reguliert, die in Zentren des menschlichen Gehirns, nämlich im Zwischenhirn und in der Hirnanhangsdrüse, gebildet werden (siehe Abb. 1).

Was sind Hormone?

Hormone sind körpereigene chemische Substanzen, die in verschlüsselter Form Informationen übertragen und die Organfunktionen unseres Körpers anregen. Sie werden daher auch als die Botenstoffe des Körpers bezeichnet.

Hormone werden in hormonaktiven Organen unseres Körpers gebildet und von dort ins Blut abgegeben. Solche hormonproduzierenden Drüsen sind:

- besondere Zellgruppen im Gehirn
- die Schilddrüse
- die Nebennieren
- die Bauchspeicheldrüse
- die Eierstöcke
- die Hoden.

Die wichtigsten Fortpflanzungshormone sind:

- die Freisetzungshormone
- das Follikel stimulierende Hormon (FSH, regt das Eibläschen an)
- das Luteinisierende Hormon (LH, löst den Eisprung aus)
- das Brustmilchhormon Prolaktin
- die weiblichen Sexualhormone Östrogene und Gestagene
- das männliche Sexualhormon Testosteron.

Diese Fortpflanzungshormone werden im Zwischenhirn (Freisetzungshormone), in der Hirnanhangsdrüse (FSH, LH, Prolaktin), in den Eier-

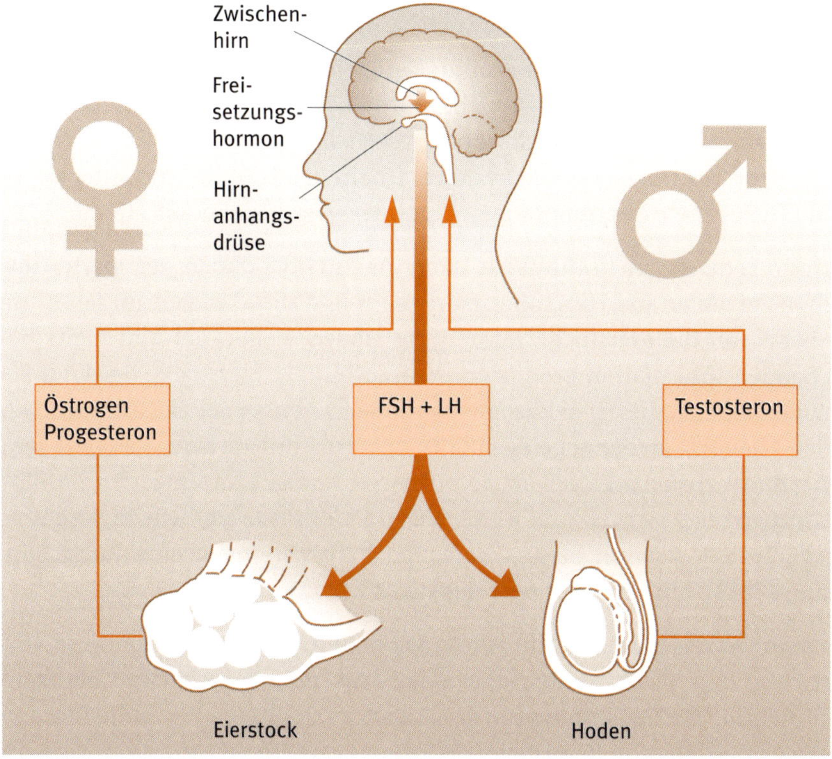

Abb. 1: Die hormonelle Regulation der Fortpflanzungsprozesse beim Menschen. Als Antwort auf die Reizaufnahme und -verarbeitung im Gehirn werden im Zwischenhirn Freisetzungshormone gebildet. Diese steuern die Ausschüttung der Hormone aus der Hirnanhangsdrüse (Hypophyse). Die Hypophysenhormone FSH und LH wiederum regen die Hormonproduktion in den Eierstöcken und in den Hoden an. Wird dem Zwischenhirn zurückgemeldet, dass die Sexualhormone dort in ausreichender Konzentration gebildet werden, wird die Bildung der Freisetzungshormone wieder gestoppt (hormoneller Rückkopplungskreislauf).

stöcken (Östrogene, Gestagene) und in den Hoden (Testosteron) gebildet. Über den Blutkreislauf erreichen sie ihre Zielorgane, nämlich die Eierstöcke, die Gebärmutter, die Scheide, die Brustdrüsen und die Hoden, deren Funktionsabläufe sie dann steuern.

Wie wirken äußere Reize in unserem Körper?

Das menschliche Gehirn nimmt im Laufe eines Tages Tausende von äußeren Reizen auf, die oft selbst nicht bewusst wahrgenommen werden. Diese Reizeinwirkungen sind sowohl körperlicher als auch seelischer Natur. Die Großhirnrinde empfängt und verarbeitet diese Reize und leitet sie an untergeordnete Zentren im Zwischenhirn weiter (siehe Abb. 1).

Diese Zentren geben ihrerseits dann als Antwort darauf geänderte Hormonsignale an die Hirnanhangsdrüse ab und diese wiederum leitet die Signale an die Eierstöcke und an die Hoden weiter. Bei einer entsprechenden Information produzieren daraufhin die Eierstöcke der Frau Sexualhormone, die die zyklischen Veränderungen an der Gebärmutter, an den Eileitern, an der Scheide oder in den Brustdrüsen bewirken und dem Großhirn zurückmelden, ob sie in ausreichender Konzentration im Blut strömen oder nicht. Damit ist der Informationskreislauf wieder geschlossen. In der Technik heißen derartige Informationssysteme Rückkopplungskreise mit positiver oder negativer Rückmeldung.

Wenn wir uns diesen Ablauf vor Augen halten, können wir uns leicht vorstellen, dass seelische Konflikte oder etwa eine körperliche Überbeanspruchung die Eizellreifung in den Eierstöcken der Frau oder die Bildung der Samenzellen in den Hoden des Mannes nachhaltig stören und damit eine Empfängnis unmöglich machen können. Nur das harmonische Zusammenspiel mannigfacher Abläufe führt zur Befruchtung der Eizelle durch die Samenzelle, zu einer Einnistung der befruchteten Eizelle in die Gebärmutterschleimhaut, zu einer normalen Schwangerschaft und schließlich zur Geburt des ersehnten Kindes.

Die weiblichen Fortpflanzungsorgane

Grundsätzlich unterscheiden wir zwischen äußeren und inneren Geschlechtsorganen. Die inneren Geschlechtsorgane dienen nahezu ausschließlich dem Zweck der Fortpflanzung. Sie werden daher auch »Fortpflanzungsorgane« genannt. Zu den weiblichen Fortpflanzungsorganen im engeren Sinne gehören (siehe Abb. 2) die Scheide (Vagina), die Gebärmutter (Uterus), die Eileiter (Tuba uterina/Tube[n]) und die Eierstöcke (Ovarium bzw. Ovar[ien]). Sie liegen im Unterbauch im so genannten kleinen Becken, also innerhalb der Körperhöhle. Sie sind deshalb von außen mit bloßem Auge nicht zu sehen. Ihr Arzt bzw. Ihre Ärztin kann ihre Lage, Größe, Form, Oberfläche, Beschaffenheit und Beweglichkeit bei der Untersuchung tasten und mit Hilfe des Ultraschalls bildhaft darstellen.

Die Fortpflanzungsorgane der Frau

Äußere Geschlechtsorgane	Innere Geschlechtsorgane
große und kleine Schamlippen	Scheide
Klitoris	Gebärmutter
Scheideneingang	Eileiter
	Eierstöcke

Die Scheide (Vagina)

Die Scheide ist ein röhrenförmiges elastisch-muskulöses Organ von circa 12 Zentimeter Länge. Sie erstreckt sich zwischen der Körperoberfläche und den inneren Genitalorganen (siehe Abb. 2).

Die Scheide erfüllt hauptsächlich drei Funktionen:

- Sie bildet den Kanal, durch den das Menstruationsblut von der Gebärmutter nach außen abfließt.
- Sie nimmt den Penis und das Ejakulat auf, so dass die Samenzellen in die Gebärmutterhöhle gelangen können.
- Sie stellt den Geburtsweg des Kindes von der Gebärmutter nach außen dar.

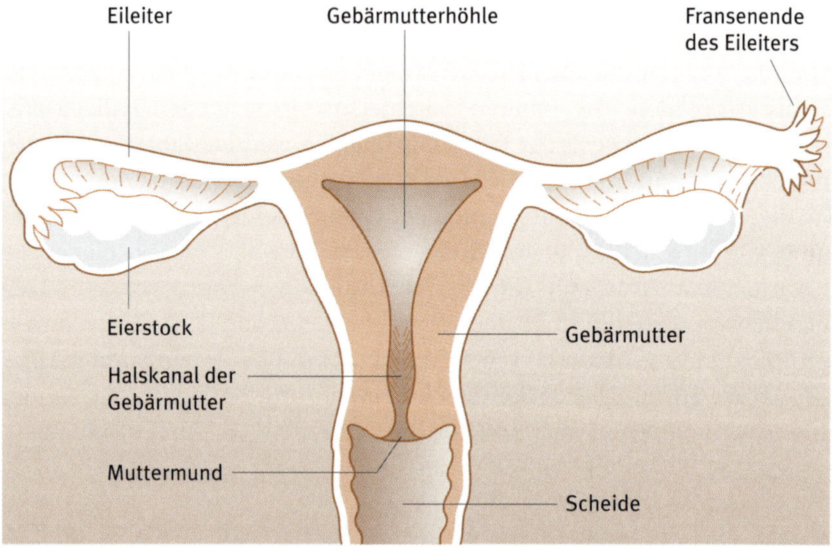

Abb. 2: Die weiblichen Fortpflanzungsorgane. Dazu gehören die Scheide (Vagina), die Gebärmutter (Uterus) mit dem Gebärmutterhals und der Gebärmutterhöhle, die Eileiter (Tuben) mit den Eileitergängen und die Eierstöcke (Ovarien).

Im Ruhezustand hat die Scheide die Form einer zusammengefallenen Röhre, da die Scheidenwände aufeinander liegen. Die Scheidenwände werden beim Geschlechtsverkehr durch den Penis und bei der Geburt durch den kindlichen Kopf entfaltet. Am inneren Ende der Scheide sehen Sie auf den äußeren Muttermund des Gebärmutterhalses. Dieser ragt zapfenartig in die Scheide hinein. Auf diese Weise wird der obere Teil der Scheide in Form eines Gewölbes (vorderes, hinteres und zwei seitliche Scheidengewölbe) unterteilt. Im Bereich des hinteren Scheidengewölbes ist die Scheide nur durch eine dünne Bindegewebsschicht von der Bauchhöhle getrennt.

Der Einfluss der Hormone

Die Innenfläche der Scheide ist mit einer mehrschichtigen Zelllage, dem so genannten Scheidenepithel, ausgekleidet. Das Scheidenepithel reagiert außerordentlich empfindlich auf die weiblichen Geschlechtshormone (Östrogene und Gestagene) und macht ähnlich wie die Gebärmutterschleimhaut typische zyklische Veränderungen im Verlauf eines Menstruationszyklus durch. Unter dem Einfluss der Geschlechtshormone kommt es in Abhängigkeit von der Bildung der Östrogene in den Eierstöcken zu einer Ausreifung der Zellschichten. An den zyklischen Veränderungen des Scheidenepithels spiegeln sich daher die zyklischen hormonellen Vorgänge in den Eierstöcken wider.

Das Scheidenmilieu

Normalerweise ist die Scheide mit milchsäurebildenden Bakterien besiedelt. Diese sorgen dafür, dass in der Scheide konstant ein saures Milieu vorherrscht. Der saure Scheideninhalt bedeutet den sichersten Schutz vor Entzündungen sowohl der Scheide selbst als auch der Gebärmutter, der Eileiter und der Bauchhöhle. Um diesen Schutzmechanismus nicht zu zerstören, unterlassen Sie deshalb Scheidenspülungen und verwenden Sie auch keine der im Handel als hygienisch angepriesenen Intimsprays. Die Scheide reinigt sich nämlich selbst.

Die Gebärmutter (Uterus)

Die Gebärmutter ist ein in der Mitte des Unterbauches liegendes muskuläres Hohlorgan, das die Größe und die Form einer auf den Kopf gestellten Birne hat.

Die Gebärmutter hat drei Funktionen:

- Als Fruchthalter nimmt sie das befruchtete Ei auf und beherbergt und ernährt das junge Baby während der Schwangerschaft.
- Bei der Geburt dient sie als Austreibungsorgan für das Baby.
- Wenn eine Befruchtung ausgeblieben ist, wird die auf die Einnistung der befruchteten Eizelle hormonell vorbereitete Gebärmutterschleimhaut zyklisch – normalerweise alle 25 bis 28 Tage – ausgestoßen. Dieser Vorgang heißt Menstruations- oder auch Periodenblutung.

Die Gebärmutter besteht aus dem Körper (Korpus) mit der Gebärmutterhöhle (Kavum) und dem Gebärmutterhals (Zervix) mit dem Halskanal (siehe Abb. 2). Am oberen Ende der Gebärmutter münden die Eileiter rechts und links nahezu rechtwinklig in die Gebärmutterhöhle ein. Zum Gebärmutterhals hin verengt sich die Gebärmutter. Der Teil der Zervix, der zapfenartig in die Scheide hineinragt, wird Portio genannt. Auf dem freien Ende der Portio befindet sich der äußere Muttermund, der den Eingang in den Halskanal und damit in die Gebärmutterhöhle bildet.

Der äußere Muttermund ist bis auf wenige Tage um den Eisprung herum mit einem zähen Schleimpfropf fest verschlossen. Er stellt somit eine hoch wirksame Barriere gegen aufsteigende Bakterien und andere Mikroorganismen dar und schützt die inneren Geschlechtsorgane der Frau vor Unterleibsentzündungen. Der äußere Muttermund und die schleimbildenden Drüsen der Zervix sind Zielorgane der Eierstockshormone. In Abhängigkeit von der Produktion dieser Hormone, also der Östrogene und Gestagene, machen sie daher während des Menstruationszyklus typische Veränderungen durch (siehe Abb. 3).

Was passiert mit dem Gebärmutterhalsschleim in der ersten Zyklushälfte?

In der ersten Zyklushälfte – unter der zunehmenden Östrogenwirkung – öffnet sich der Muttermund in der Phase des Eisprungs bis zu einer Weite von 5 Millimeter. Auch die Menge des Zervixschleims nimmt stetig zu. Dies macht sich an einem verstärkten Ausfluss aus der Scheide bemerkbar. Der Schleim wird glasklar und Sie können ihn dann bis zu einer Länge von 10–12 Zentimeter fadenähnlich ausziehen. Dieses Phänomen wird als Spinnbarkeit des Gebärmutterhalsschleimes bezeichnet. Diese Veränderungen signalisieren Ihnen, dass es bald zum Eisprung kommt. Da die Samenzellen den Zervixschleim nur unter diesen Bedingungen durchdringen können, ist die Wahrscheinlichkeit, gerade zu diesem Zeitpunkt schwanger zu werden, sehr hoch. Mit dieser so genannten »Schleimmethode« lassen sich Ihre fruchtbaren Tage ungefähr festlegen. Man spricht in dieser Phase auch von den »feuchten Tagen« der Frau (siehe S. 103).

Was passiert mit dem Zervixschleim in der zweiten Zyklushälfte?

Nach dem Eisprung – der Ovulation –, also in der zweiten Zyklushälfte, wird in den Eierstöcken überwiegend das Gelbkörperhormon (auch Ges-

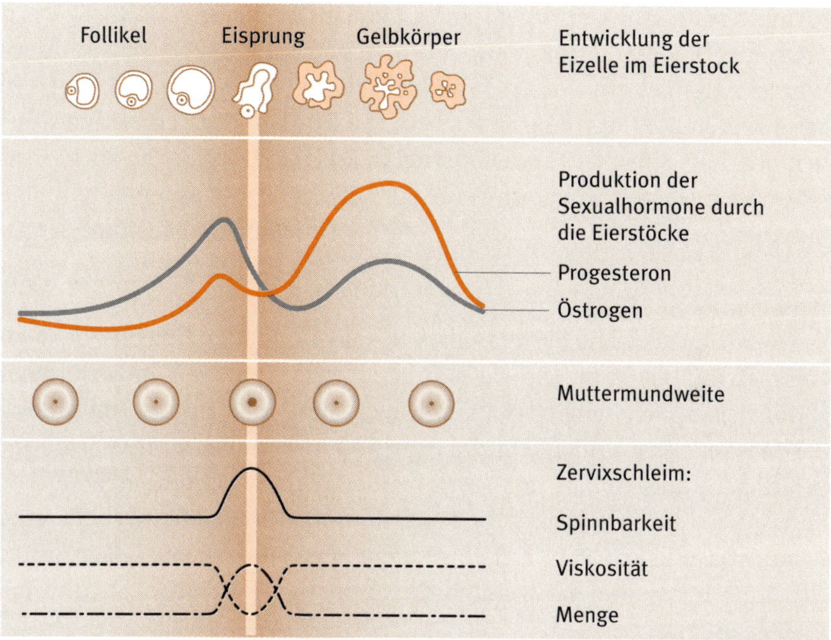

Abb. 3: Die hormonell bedingten Veränderungen des äußeren Muttermundes (MM) und des Zervixschleims während des Menstruationszyklus. In der ersten Zyklushälfte bis zum Eisprung öffnet sich der äußere Muttermund, die Menge und die Spinnbarkeit des Zervixschleims nehmen kontinuierlich zu. Danach, in der zweiten Zyklushälfte, ist unter dem vorherrschenden Einfluss des Progesterons der gegenläufige Effekt zu beobachten.

tagen oder Progesteron genannt) gebildet. Unter der Gestagenwirkung schließt sich der Muttermund wieder. Die Menge, die Durchsichtigkeit und die Spinnbarkeit des Zervixschleimes nehmen bis zur Menstruationsblutung kontinuierlich ab, wohingegen seine Zähigkeit (Viskosität) wieder zunimmt (siehe Abb. 3).

Es ist einleuchtend, dass es bei einer gestörten Schleimproduktion auch nicht zu einer Befruchtung kommen kann, da hierbei die Spermien nach dem Samenerguss von der Scheide nicht in die Eileiter wandern können. Darüber hinaus machen die Samenzellen während ihrer Passage durch den Gebärmutterhalskanal einen Reifungsprozess durch, welcher für das spätere Eindringen der Spermien in die Eizelle erforderlich ist. Der Gebärmutterhalskanal ist zudem keine gerade Durchgangsstraße. Er weist zahlreiche Buchten (= Krypten) auf, in denen viele Spermien auf ihrem Weg zu den Eileitern Zwischenstation einlegen. Die Spermien können in den Krypten 5–7 Tage lang überleben. Die Krypten des Zervixkanals dienen quasi als Speicher für die Spermien. Das erklärt, dass Sie auch dann schwanger werden können, wenn Sie außerhalb der fruchtbaren Tage miteinander schlafen, vorausgesetzt die Spermien überleben lange genug.

Die Gebärmutterwand

Die Gebärmutterwand besteht überwiegend aus glatter Muskulatur, auch Myometrium genannt. Die Muskelfaserstränge sind dabei in Form eines spiralisierten Scherengitters angeordnet. Diese einzigartige Anordnung der Muskelfasern ermöglicht die enorme Ausdehnung der Gebärmutter in der Schwangerschaft und sorgt bei der Geburt während der Austreibungsphase durch rhythmische Kontraktionen für die Presswehen. Auch beim Orgasmus der Frau ziehen sich die Muskelfasern der Gebärmutter rhythmisch zusammen, wodurch der Transport der Samenzellen in die Eileiter unterstützt wird.

Zur Gebärmutterhöhle hin sitzt als innere Schicht die Schleimhaut (Endometrium) unmittelbar auf der mächtigen Muskulatur. Das Endometrium ist wie der Gebärmutterhals Zielorgan der Eierstockshormone und macht in Abhängigkeit des Zyklus charakteristische Funktionswandlungen durch. Das Endometrium wird Monat für Monat hormonell auf die Einnistung einer befruchteten Eizelle und damit auf eine Schwangerschaft vorbereitet. Bleibt eine Befruchtung aus, wird der größte Teil der Schleimhaut während der Menstruation durch den Gebärmutterhals und die Scheide ausgestoßen und im folgenden Zyklus wieder neu aufgebaut (so genannter Menstruationszyklus).

Der Menstruationszyklus

Eisprung und Regelblutung wiederholen sich periodisch, sie spielen sich innerhalb eines Zyklus ab. Unter dem monatlichen Zyklus verstehen wir die Zeit vom ersten Tag der Periodenblutung bis zum Tag vor dem Beginn der nächsten Regelblutung. Die monatliche Blutung ist das deutlichste äußere Zeichen der hormonellen Vorgänge im Körper der fortpflanzungsfähigen Frau. Frauen können während ihrer fruchtbaren Jahre nur dann schwanger werden, wenn in den Eierstöcken (Ovarien) Hormone (Östrogen und Gestagen) produziert werden und wenn die Ovarien einmal im Monat eine reife Eizelle abgeben.

Der monatliche Zyklus

Bei einer reifen Frau dauert der monatliche Zyklus im Durchschnitt zwischen 26 und 32 Tagen. Schwankungen von 2 oder 3 Tagen nach oben oder unten dürfen auftreten. Sie sind normal und ohne Bedeutung.

In unseren Breitengraden erreicht eine Frau ihre Fortpflanzungsfähigkeit am Ende der Pubertät und verliert sie in den so genannten Wechseljahren im Alter zwischen 45 und 55 Jahren. Die erste Periodenblutung im Leben eines Mädchens, die Menarche, tritt zwischen dem 11. und 13. Lebensjahr auf. Die folgenden Zyklen verlaufen meist sehr unregelmäßig, ein Eisprung findet sehr selten statt. Im Alter von 16 Jahren treten Eisprünge bei nur 50 Prozent aller Mädchen auf. Erst im Verlauf des weiteren Heranwachsens pendelt sich dann ein regelmäßiger Zyklus mit einem Eisprung ein.

Die Wirkung der Eierstockhormone

Zur Darstellung der biologischen Veränderungen an der Gebärmutterschleimhaut ist es sinnvoll, den Menstruationszyklus in Abhängigkeit von dem vorherrschenden Einfluss der Eierstockhormone in zwei Zyklushälften oder -phasen zu unterteilen. Bei einem normalen 28-tägigen Zyklus können Sie davon ausgehen, dass die erste und die zweite Zyklushälfte jeweils circa 14 Tage dauert. Ihr Eisprung findet dann in der Mitte des monatlichen Zyklus statt, also etwa 13–14 Tage nach Beginn Ihrer letzten Menstruationsblutung. Der 1. Blutungstag ist dabei zugleich der 1. Zyklustag. 14 Tage nach erfolgtem Eisprung, aber ausgebliebener Befruchtung der Eizelle tritt als Folge der abrupt abfallenden Hormonspiegel von Östrogen und Gestagen im Blut (»Hormonsturz«) die nächste Menstruationsblutung ein. Der gesamte Zyklus beginnt von neuem. Im Falle einer Befruchtung und Einnistung der Eizelle dagegen bleibt die Periodenblutung aus, die hoch aufgebaute Schleimhaut nimmt das befruchtete Ei auf.

Hinweis

So berechnen Sie den Tag des Eisprungs

Im Gegensatz zur 1. Zyklusphase, die in ihrer Länge erheblich variieren kann, hat die 2. Zyklusphase eine relativ konstante Dauer von 14 Tagen. Dies sollten Sie wissen, wenn Sie anhand der Zyklusdauer den Tag des voraussichtlichen Eisprungs berechnen möchten.

Bei einem 33-tägigen Zyklus haben Sie also erst am 19. Zyklustag, bei einem 24-tägigen Zyklus bereits am 10. Zyklustag mit Ihrem Eisprung zu rechnen. Im 1. Fall dauert Ihre 1. Zyklusphase relativ lange, nämlich 19 Tage, im 2. Fall ist sie auf 10 Tage verkürzt.

Nach der Menstruation ist die Schleimhautschicht noch sehr dünn. Unter dem Einfluss von Östrogen beginnt sie zu wachsen. Blutgefäße und Drüsen sprießen in die Schleimhaut hinein. Nach dem Eisprung erreicht sie unter dem Einfluss des Progesterons ihre größte Dicke. Die Drüsenschläuche schlängeln sich korkenzieherartig (»Korkenzieherdrüsen«) und das Gewebe lockert sich insgesamt auf – es wird drüsig umgewandelt (so genannte Sekretionsphase). Die Schleimhaut, das Endometrium, ist jetzt bereit, Ihre befruchtete Eizelle aufzunehmen. Wurde Ihre Eizelle nicht befruchtet, wird Ihre Gebärmutterschleimhaut abgestoßen. Ihre Menstruation setzt ein (siehe Abb. 4).

Die Menstruationsflüssigkeit besteht aus Schleimhautgewebe, Schleim und Blut. Diese typischen Wandlungen an der Uterusschleimhaut werden von den Eierstockshormonen gesteuert (siehe Abb. 4). Sie lassen deshalb Rückschlüsse zu, ob die Eierstöcke störungsfrei arbeiten oder nicht. Ihre Frauenärztin kann mit der Ultraschalluntersuchung durch die Scheide diese zyklischen Schleimhautveränderungen beobachten, bildhaft darstellen und Ihnen demonstrieren. So sind Sie genauestens informiert, was in Ihrem Körper vorgeht. Ultraschalluntersuchungen lassen sich einfach, schnell und schmerzfrei durchführen (siehe S. 120 f.).

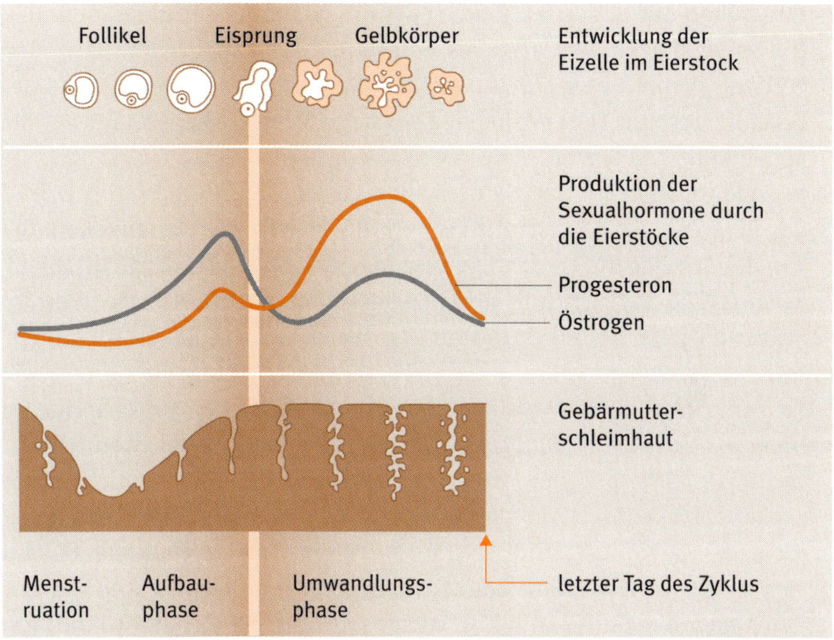

Abb. 4: Aufbau und Umwandlung der Gebärmutterschleimhaut (Endometrium) während des Menstruationszyklus unter dem Einfluss der zwei Eierstockshormone Östrogen und Gelbkörperhormon.

Die Eileiter (Tuben)

Die Eileiter verlaufen rechts und links im Unterbauch zwischen der Gebärmutter und den Eierstöcken (Ovarien). Sie sind 10–12 cm lang, entspringen nahezu rechtwinklig aus der Gebärmutterhöhle und enden mit ihrem freien Ende, dem Fransentrichter, in der Nähe der Ovarien. Durch die Eileiter wird also eine offene Verbindung zwischen der äußeren Körperoberfläche und der Bauchhöhle hergestellt (siehe Abb. 2 und Abb. 9).

Die Eileiter haben bei der Fortpflanzung eine dreifache Funktion:

- Sie nehmen beim Eisprung die Eizelle von der Oberfläche des Eierstocks: Die Eileiter bewegen sich mit ihrem freien Ende gezielt zu der Stelle an der Oberfläche des Eierstocks, wo sich das sprungbereite

Eibläschen mit der reifen Eizelle, dem so genannten Follikel, befindet. Die fingerartigen Fortsätze des Fransentrichters umgreifen dann den Follikel. Wenn dieser platzt, wird die Eizelle in das äußere Drittel des Eileiters gespült. Dort bleibt sie für einige Stunden liegen, um auf die Samenzellen zu warten.

- In ihnen treffen Ei- und Samenzellen zusammen: Im äußeren Drittel des Eileiters, der so genannten Ampulle, treffen die Samenzellen, die von der Scheide durch den Eileitergang nach oben wandern, auf die Eizelle(n). Die Befruchtung der Eizelle findet normalerweise hier im äußeren Drittel des Eileiters statt. Dies ist der natürliche Befruchtungsort.
- Sie transportieren die befruchtete Eizelle in die Gebärmutterhöhle: Im Inneren der Eileiter finden sich unzählige mit haarähnlichen Fortsätzen ausgestattete Zellen, die zusammen mit den Kontraktionen der glatten Muskelfasern in der Eileiterwand die befruchtete Eizelle in Richtung Gebärmutterhöhle transportieren. Das befruchtete Ei, das sich in der Zwischenzeit bereits mehrmals geteilt hat, erreicht nach 5–6 Tagen die Uterushöhle. Es nistet sich dort als Zellball in die hormonell vorbereitete Gebärmutterschleimhaut ein. Das ist der Beginn einer Schwangerschaft (siehe Abb. 5).

Wenn es bei nur einem einzigen dieser geschilderten Vorgänge in den Eileitern zu einem fehlerhaften Ablauf kommt, kann keine Schwangerschaft eintreten.

Störungen der Eileiterfunktion

Durch Entzündungen können die Eileiter in ihrer Funktion so schwer geschädigt werden, dass Unfruchtbarkeit eintritt (Eileiterentzündung, siehe S. 71 f.). Ei- und Samenzellen treffen dann nämlich nicht aufeinander. Natürlich können sich auch krankhafte Prozesse, die zunächst auf benachbarte Organe im Unterbauch beschränkt sind, auf die Eileiter ausbreiten. Dies kommt gar nicht so selten vor. So kann zum Beispiel bei einer Blinddarmentzündung der rechte Eileiter miterkranken. Als Folge von Entzündungen werden die Eileiter starr, ihre Fransentrichter können sich verschließen und ihre Gänge verkleben.

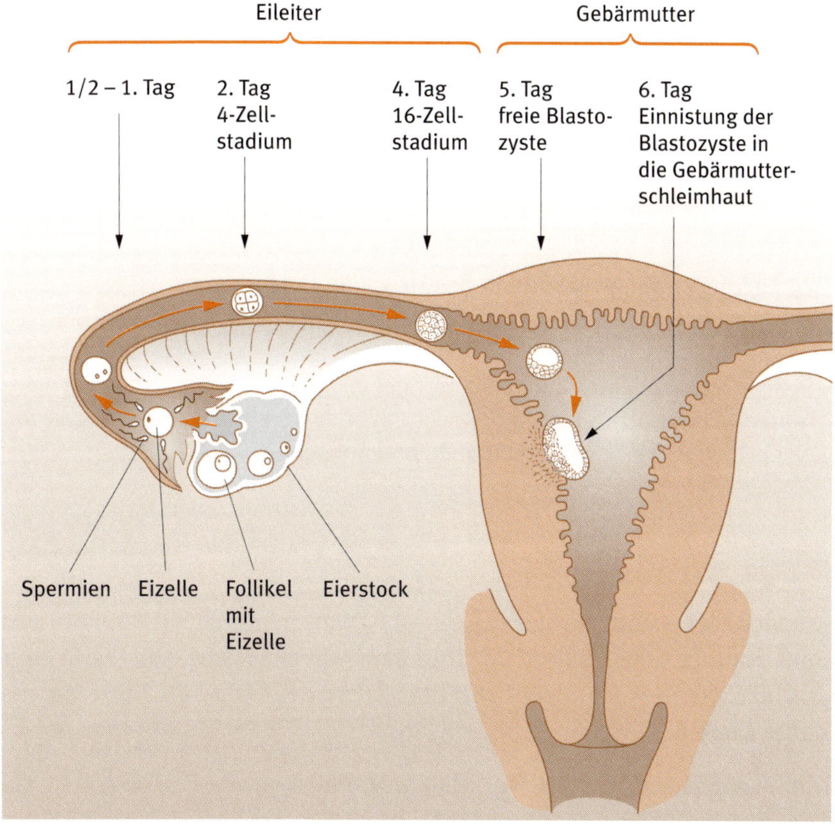

Abb. 5: Der Weg der befruchteten Eizelle vom Befruchtungsort im Eileiter bis zum Einnistungsort in der Gebärmutterhöhle. Nach dem Eisprung wird die freigegebene Eizelle im äußeren Drittel des Eileiters befruchtet. Bei der Passage durch den Eileiter teilt sich das befruchtete Ei mehrmals (Vorkernstadium, Zwei-, Vier-, Achtzellstadium). Am dritten oder vierten Tag nach der Befruchtung erreicht es als Zellball (Morula) die Gebärmutterhöhle und nistet sich etwa 7 Tage nach dem Eisprung als so genannte Blastozyste in die hormonell vorbereitete Gebärmutterschleimhaut ein.

Häufig kommt es auch zu Verwachsungen mit der Beckenwand, mit Darmschlingen, mit den Eierstöcken oder mit anderen Nachbarorganen. Auch durch operative Eingriffe im Unterbauch ist es möglich, dass die Eileiter derart in Mitleidenschaft gezogen werden, dass das feine Zusammenspiel von Eiabnahme und Eitransport empfindlich gestört wird. Selbst bei gewebeschonendstem chirurgischem Vorgehen lassen sich kleinste Verletzungen, die dann wieder zu Verwachsungen führen, nicht immer vermeiden.

Was ist eine Eileiterschwangerschaft?

Zu Eileiterschwangerschaften (siehe auch S. 206 f.) kommt es, wenn das befruchtete Ei z. B. aufgrund von Verwachsungen nicht in die Gebärmutter bewegt wird. Es bleibt im Eileiter liegen und nistet sich dort – an falscher Stelle – ein. Bei einer Eileiterschwangerschaft muss nicht selten der betroffene Eileiter entfernt werden, vor allem dann, wenn diese sich erst in einem fortgeschrittenen Stadium bemerkbar gemacht hat.

Die Eierstöcke (Ovarien)

Die Eierstöcke sind paarige Organe von Zwetschengröße, die rechts und links von der Gebärmutter im Unterbauch liegen (siehe Abb. 2). Bei der geschlechtsreifen Frau sieht die Oberfläche des Ovars als Folge bereits stattgefundener Eisprünge höckrig aus.

Die Ovarien haben für die Fortpflanzung eine doppelte Funktion:

- Sie bilden die Eizellen und geben diese frei: Hier findet die Eizellreifung statt und es kommt zum Eisprung.
- Sie bilden Hormone: Die Ovarialhormone entfalten ihre Wirkungen an der Scheide, an Gebärmutterhals und -schleimhaut, an den Eileitern und an den Brustdrüsen und steuern dort die zyklischen Veränderungen (siehe Abb. 1).

Wie die Eizellen sich bilden und reifen

Beide Eierstöcke enthalten bereits um die Zeit der Geburt eines kleinen Mädchens den gesamten Bestand an Eizellen, die sich später zu reifen, befruchtungsfähigen Eizellen weiterentwickeln. Die Eizellen sind dabei immer von einer einschichtigen Zelllage umgeben. Die Eizelle und die sie

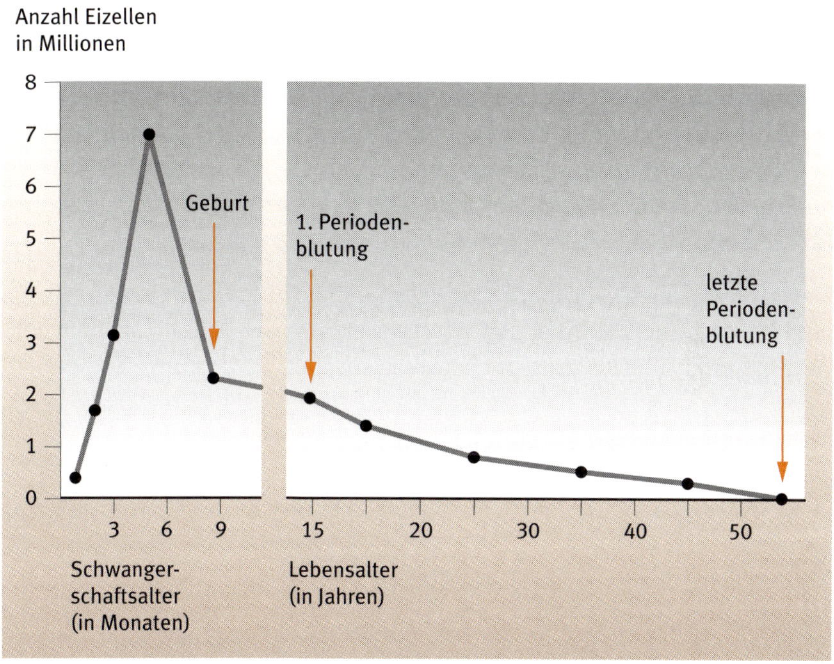

Abb. 6: Die Anzahl der Eizellen im Laufe eines Frauenlebens. Die Zahl der Eizellen sinkt mit 51 Jahren auf Null.

umsäumenden Zellen, die so genannten Follikelzellen, bilden das Eibläschen oder den Follikel. Das Eibläschen im frühen Entwicklungsstadium heißt Primärfollikel.

Bereits ab der 12. Schwangerschaftswoche lassen sich in den Eierstöcken eines weiblichen Feten Primärfollikel feststellen. Die Gesamtzahl der herangebildeten Follikel bis zur Geburt beträgt schätzungsweise 400 000 pro Eierstock. Neue Eizellen werden danach nicht mehr gebildet (siehe Abb. 6), im Gegenteil, die meisten gehen zugrunde. Von diesem Vorrat reifen und springen während der 30–35 fruchtbaren Jahre der Frau aber nur etwa 500 Eizellen. Von diesen spielt allerdings wiederum nur eine sehr kleine Anzahl bei der Befruchtung eine Rolle. Die Eizelle ist knapp $^{1}/_{10}$ Millimeter groß. Sie ist damit die größte Zelle des menschlichen Körpers (siehe Abb. 15). Sie enthält das mütterliche Erbmaterial. Dieses setzt sich aus 23 Chromosomen zusammen. Eines davon ist das X-Geschlechtschromosom.

Die meisten Follikel enthalten nur eine Eizelle, aber es gibt auch Eibläschen mit zwei oder mehr Eizellen. Aus einem solchen mehreiigen Follikel kann eine Mehrlingsschwangerschaft entstehen. Mehrlinge kann es auch geben, wenn zwei oder mehr Follikel gleichzeitig springen und ihre Eizellen entlassen.

Die Entwicklung des Primärfollikels mit der darin enthaltenen Eizelle bis zum sprungreifen Follikel mit der Freisetzung der reifen und befruchtungsbereiten Eizelle läuft in charakteristischen Wachstumsperioden ab

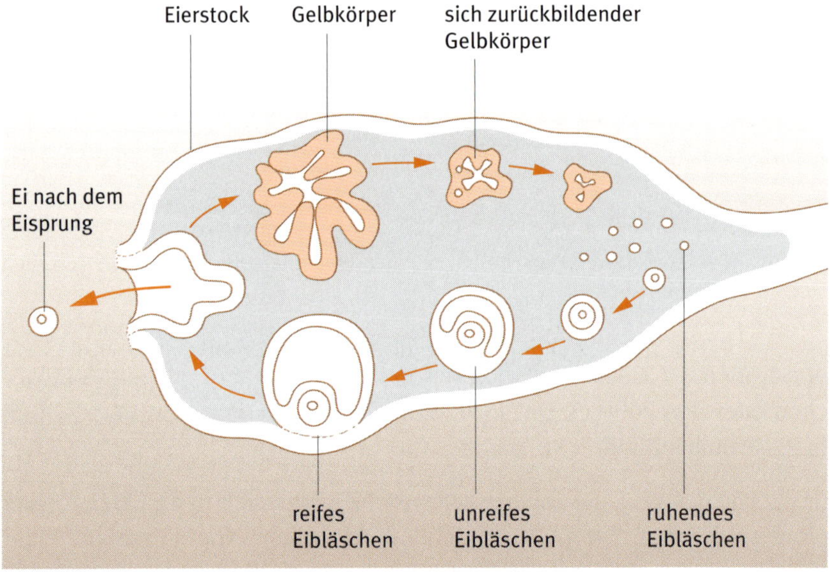

Abb. 7: Eireifung, Eisprung und Bildung des Gelbkörpers im Eierstock. Unter dem Einfluss des Follikel stimulierenden Hormons FSH aus der Hirnanhangsdrüse wachsen jeden Monat mehrere Eibläschen heran. Letztlich entwickelt sich über zwei Zwischenstufen aber nur ein einziges Eibläschen zur Sprungreife (Graaf-Eibläschen) heran. Das Eisprung auslösende Hormon LH bewirkt die endgültige Ausreifung des sprungreifen Follikels und den Eisprung. Der im Eierstock zurückbleibende Rest des gesprungenen Eibläschens wandelt sich in den Gelbkörper um, der das Gelbkörperhormon Progesteron produziert.

(siehe Abb. 7). Dieser Reifungsprozess wird als Follikel- und Eizellreifung bezeichnet.

Unter dem Einfluss eines übergeordneten Hormons aus der Hirnanhangsdrüse, dem so genannten follikelstimulierenden Hormon, wachsen jeden Monat mehrere Primärfollikel in den Eierstöcken heran. Aber nur einer von ihnen entwickelt sich letztlich über den Sekundärfollikel zum sprungreifen Follikel, der dann in der Form eines relativ großen mit Flüssigkeit gefüllten Bläschens an der Oberfläche des Eierstocks erscheint. Der Anatom Renier de Graaf hat diesen Follikel im Jahre 1672 zuerst beschrieben. Er wird deshalb auch Graaf-Follikel genannt. Der reife Follikel hat einen Durchmesser von 18–20 Millimeter. Die Eizelle befindet sich also innerhalb des wachsenden Follikels, der eine Flüssigkeit enthält. Die anderen Follikel sterben ab, nachdem sie dem auserwählten Graaf-Follikel zum Weiterwachsen verholfen haben.

Das Follikelwachstum kann sehr genau durch tägliche Ultraschalluntersuchungen beobachtet werden. Eibläschen können mit dieser Technik bereits ab 3–5 Millimeter Durchmesser dargestellt werden. Sie erscheinen als dunkle Strukturen auf hellem Grund (siehe Abb. 8). Follikel nehmen täglich etwa 1–2 Millimeter an Größe zu.

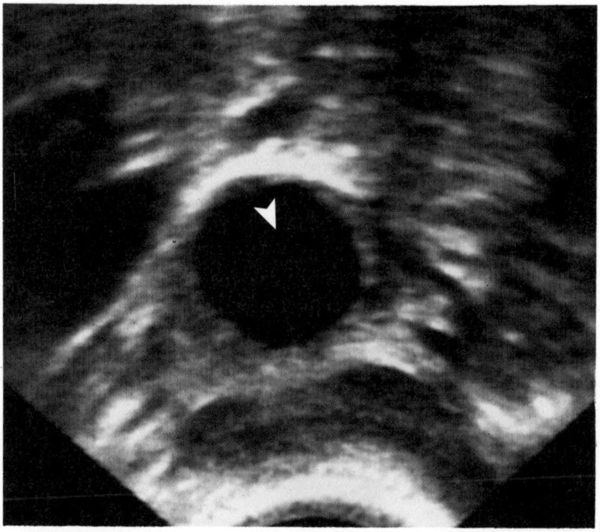

Abb. 8: Ultraschallaufnahme eines Eierstocks (Ovar) mit einem heranreifenden, sprungreifen Eibläschen (weißer Pfeil).

Der Eisprung

Ein zweites Hormon der Hirnanhangsdrüse, das so genannte luteinisierende Hormon, bewirkt die endgültige Ausreifung des Graaf-Follikels und gibt das Signal für den Eisprung. Die Follikelflüssigkeit nimmt an Volumen zu und der Druck innerhalb des Follikels ist nun derart groß, dass dieser schließlich platzt. Die Eizelle wird dabei, vergleichbar dem Lavaausstoß bei Ausbruch eines Vulkans, herausgeschleudert und vom wartenden Eileiter aufgenommen. Dieser Vorgang wird als Eisprung (latein.: Ovulation) bezeichnet (siehe Abb. 9). Durch das Platzen des sprungreifen Follikels gelangt auch Follikelflüssigkeit in die Bauchhöhle. Dadurch kann das mit vielen Schmerzempfängern ausgestattete Bauchfell gereizt werden und bei Ihnen Unterbauchbeschwerden hervorrufen, den so genannten Mittelschmerz (siehe S. 103) – ein für Sie subjektives Zeichen, dass es zum Eisprung gekommen ist.

Der Zeitpunkt des Eisprungs liegt – eine normale Zykluslänge von 28 Tagen vorausgesetzt – etwa zwischen dem 14. und 16. Tag des Zyklus, vom 1. Tag der letzten Menstruationsblutung an gerechnet. Der im Eierstock zurückgebliebene Rest des Follikels entwickelt sich zur hormonbildenden Drüse, dem Gelbkörper (latein.: Corpus luteum). Der Gelbkörper pro-

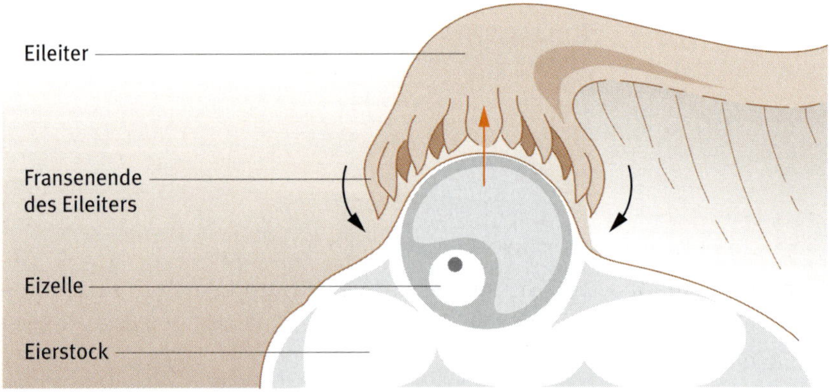

Abb. 9: Beim Eisprung bewegt sich der Eileiter mit seinem Fransentrichter aktiv auf die Stelle der Oberfläche des Eierstockes zu, wo sich das sprungreife Eibläschen ausgebildet hat. Der Eileiter greift das Ei ab und nimmt es auf (Eiabnahmemechanismus).

duziert das Hormon Progesteron. Das Progesteron sorgt in der 2. Zyklushälfte an der Gebärmutterschleimhaut für optimale Einnistungsbedingungen eines eventuell befruchteten Eies und hält die junge Schwangerschaft am Leben. Bleibt dagegen eine Schwangerschaft aus, geht auch der Gelbkörper zugrunde. Er vernarbt bindegewebig (siehe Abb. 7). Als Folge der versiegenden Hormonproduktion kommt es zur Abbruchblutung der Uterusschleimhaut, die Menstruation setzt ein und die Vorgänge in den Eierstöcken beginnen von neuem.

Die männlichen Fortpflanzungsorgane

Die inneren männlichen Fortpflanzungsorgane bestehen aus Hoden (Testes), Nebenhoden, Samenleitern, Samenbläschen und Vorsteherdrüse (Prostata).

Die Fortpflanzungsorgane des Mannes

Äußere Geschlechtsorgane	Innere Geschlechtsorgane
Penis	Hoden
Hodensack	Nebenhoden
	Samenleiter
	Samenbläschen
	Vorsteherdrüse

Im Gegensatz zu den inneren Geschlechtsorganen der Frau liegt der größte Teil der inneren männlichen Geschlechtsorgane außerhalb des Körpers (siehe Abb. 10). Sie sind somit der Tastuntersuchung leicht zugänglich. Dies ist aus der entwicklungsgeschichtlichen Entstehung dieser Organe zu erklären: Die Keimanlagen von Frau und Mann liegen beim jungen Embryo (so heißt das Baby bis zur 12. Schwangerschaftswoche) noch in der Bauchhöhle. Im Laufe der weiteren Entwicklung wandern die Hoden und Nebenhoden mit einem Teil des Samenleiters durch die Leistenkanäle nach unten und nach außen. Bei einer ungestörten Wande-

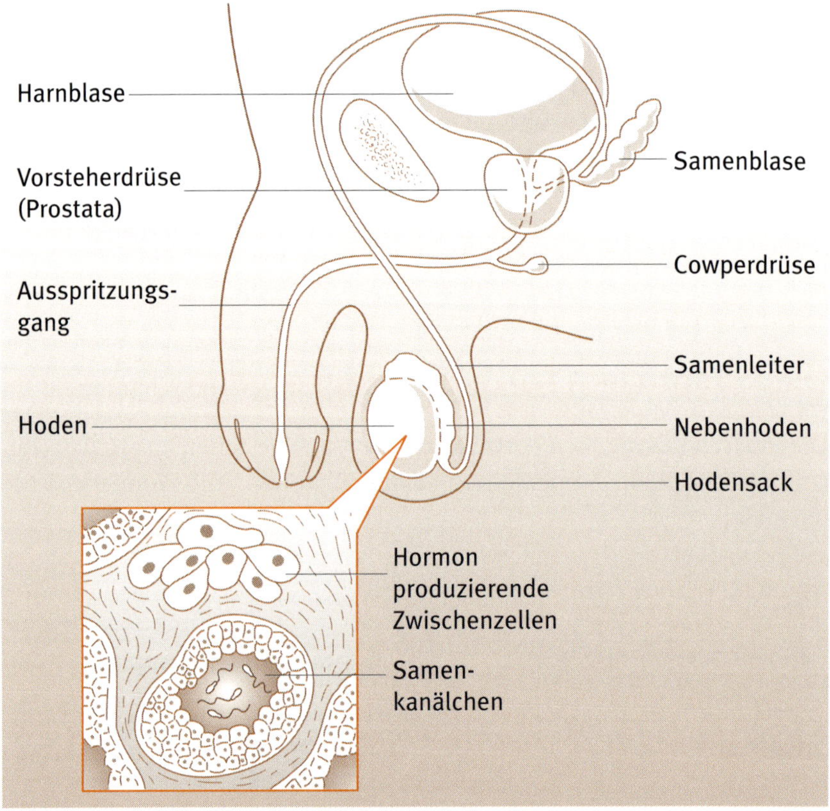

Abb. 10: Die männlichen Geschlechtsorgane. Dazu gehören die Hoden mit den Samenkanälchen und den Hormon produzierenden Zwischenzellen, die Nebenhoden, die Samenleiter, die Vorsteherdrüse, die Samenbläschen sowie kleinere Drüsen, die ihr Sekret in die Samenleiter abgeben.

rung sind die Hoden bis zur Geburt im Hodensack angekommen. Dies wird auch als ein Reifezeichen des neugeborenen Jungen gewertet.

Die Hoden (Testes)

Die Hoden oder die männlichen Geschlechtsdrüsen liegen außerhalb der Bauchhöhle im so genannten Hodensack. Dieser wiederum wird durch eine Ausstülpung der vorderen Bauchwand gebildet. Beim geschlechtsreifen Mann sind die Hoden zwei pflaumengroße ovale Gebilde. Der linke Hoden hängt gewöhnlich etwas tiefer als der rechte. Beide Hoden sind von einer festen Bindegewebskapsel umzogen.

Die Drüsensubstanz der Hoden wird durch zahlreiche Bindegewebsbalken in 250–300 Läppchen zerlegt. Den wesentlichen Bestandteil der Läppchen bilden die gewundenen und vielfach miteinander verbundenen Samenkanälchen (siehe Abb. 10, 11). Jedes dieser Kanälchen hat einen Durchmesser von 0,2 Millimeter. Würde man die Samenkanälchen beider Hoden entfalten und aneinander reihen, ergäbe dies eine Strecke von über 1000 Meter. Alle Samenkanälchen sind von lockerem Bindegewebe umgeben. Das Bindegewebe enthält in Gruppen angeordnet die Hodenzwischenzellen (Leydig), deren Aufgabe es ist, das Sexualhormon Testosteron zu produzieren (siehe Abb. 1 und 10).

Die Hoden entsprechen in ihrer Funktion in etwa den Eierstöcken bei der Frau. Ähnlich wie diese erfüllen sie daher im Rahmen der Fortpflanzung eine doppelte Funktion:

- Sie bilden die Samenzellen.
- Sie bilden die männlichen Geschlechts- oder Sexualhormone (Testosteron).

Die Bildung der Samenzellen (Spermiogenese)

Die Samenbildung beginnt beim gesunden Jungen in dem als Pubertät bezeichneten Lebensabschnitt und dauert bis ins hohe Alter an. Sie findet in den Samenkanälchen statt und vollzieht sich in drei Entwicklungsstufen. Alle Samenzellen entwickeln sich durch Teilung, Wachstum und Reifung aus den Ursamenzellen, die der Innenwand der Hodenkanälchen aufsitzen. Die reifen Samenzellen werden dann in dem Kanälchen zum Nebenhoden weitertransportiert, wo sie zwischengelagert werden. Der Entwicklungsprozess von der Ursamenzelle bis zur reifen Samenzelle benötigt natürlicherweise 72–76 Tage. Zum Vergleich: Die Dauer der Eizellreifung beträgt nur etwa 14 Tage.

Die Hormonproduktion

Die Hodenzwischenzellen stellen das eigentliche hormonaktive Organ des Hodens dar. Sie finden sich in dem bindegewebigen Anteil zwischen den Samenkanälchen zumeist in einer gruppenartigen Ansammlung in der Nähe von kleinen Blutgefäßen (siehe Abb. 10, 11). Sie produzieren überwiegend das Hormon Testosteron – das eigentliche männliche Geschlechtshormon.

Das Testosteron

- bewirkt die Ausbildung der typischen männlichen Geschlechtsmerkmale und
- kontrolliert die Samenbildung.

In den Hoden werden aber auch Östrogene gebildet, ähnlich wie in den Eierstöcken der Frau Androgene (= männliche Geschlechtshormone) produziert werden. Der entscheidende Unterschied besteht darin, dass im männlichen Körper mehr Androgene und im weiblichen Körper mehr Östrogene gebildet werden.

Die zentrale Steuerung der Hodenfunktionen

Die beiden bedeutsamen Funktionen des Hodens, die Samenbildung und die Hormonproduktion, werden – ähnlich wie die Eizell- und Hormonbildung in den Eierstöcken – durch zwei Hormone aus der Hirnanhangsdrüse reguliert, nämlich das follikelstimulierende Hormon (FSH) und das luteinisierende Hormon (LH). Die Bildung und die Ausschüttung der Hypophysenhormone sind ihrerseits von dem im Zwischenhirn gebildeten Freisetzungshormon abhängig. Da dessen Freisetzung wiederum durch die Großhirnrinde gesteuert wird, können äußere Reize wie Geruch, optische, akustische, aber auch seelische Signale auf diesen Regelkreis einwirken und dadurch Einfluss auf die Samenzellproduktion nehmen (siehe Abb. 11). Das follikelstimulierende Hormon (FSH) steuert vorwiegend die Bildung der Samenzellen in den Hodenkanälchen, wogegen das luteinisierende Hormon (LH) die Produktion von Testosteron in den Zwischenzellen des Hodens reguliert.

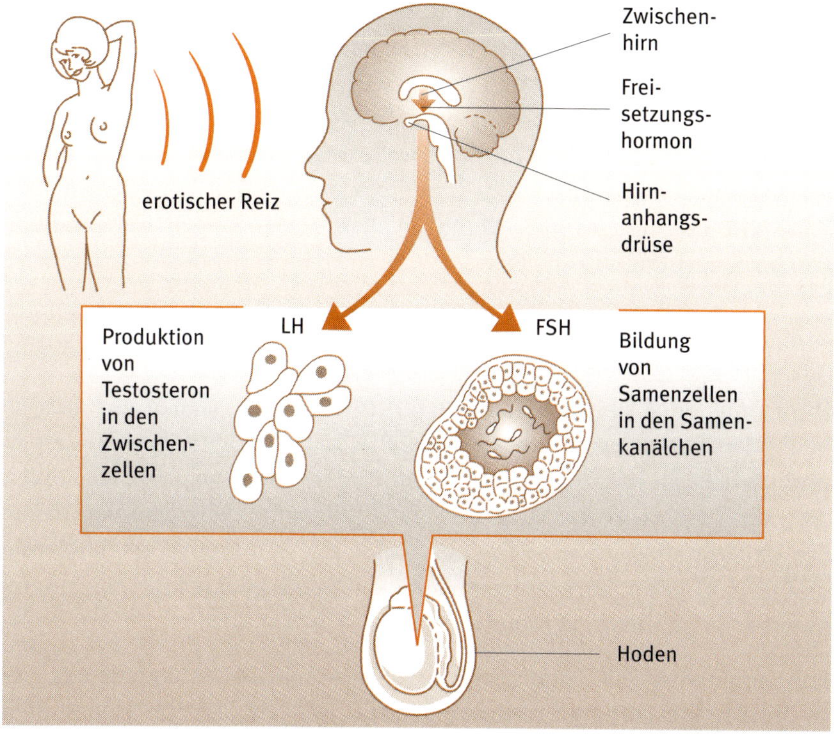

Abb. 11: Der hormonelle Regelkreis beim Mann. Die beiden wichtigsten Funktionen des Hodens, die Samenbildung und die Produktion des männlichen Sexualhormons, werden durch zwei Hormone aus der Hirnanhangsdrüse (Hypophyse) gesteuert. FSH reguliert die Bildung der Samenzellen in den Hodenkanälchen. LH kontrolliert die Produktion von Testosteron in den Zwischenzellen des Hodens.

Die Nebenhoden

Die Nebenhoden sitzen den Hoden hinten unmittelbar auf. Jeder besteht aus einem vielfach geschlängelten Kanal, der im entknäuelten Zustand etwa 5–6 Meter lang ist. Die Samenzellen, die in den Hodenkanälchen ständig produziert werden, gelangen über Sammelgänge in die Nebenhodenkanäle, die sich ihrerseits in die Samenleiter fortsetzen.

In den Nebenhoden spielen sich an den Samenzellen noch weitere Reifungsprozesse ab. Sie erlangen erst hier die Fähigkeit, eine Eizelle zu befruchten und sich selbst aktiv fortzubewegen. Bis zum Samenerguss werden die Samenzellen dann im Schwanzteil der Nebenhoden gelagert. Auch die normale Struktur und die Funktion des Nebenhodens ist auf die Anwesenheit von männlichen Geschlechtshormonen angewiesen. Der Transport der Samenzellen durch die 5–6 Meter langen Nebenhodenkanäle dauert etwa 10–14 Tage.

Samenleiter und Samenbläschen

Die Samenleiter sind zwei 50–60 Zentimeter lange Gänge, die am Nebenhoden beginnen, durch den Leistenkanal ins kleine Becken ziehen und schließlich in die Harnröhre einmünden (siehe Abb. 10). Sie stellen die unmittelbare Fortsetzung der beiden Nebenhodengänge dar. In die Samenleiter sondern die Samenbläschen, die Prostata (Vorsteherdrüse) und noch einige andere Drüsen Flüssigkeiten oder Sekrete ab, die zusammen die Samenflüssigkeit bilden.

Die Samenbläschen liegen neben einer Erweiterung der Samenleiter, der so genannten Ampulle, unter der Harnblase. Die Samenblasen stellen nicht, wie ihr Name fälschlicherweise vermuten lässt, einen Speicher für die Samenfäden dar. Als Drüsen produzieren sie vielmehr eine fruktosehaltige Flüssigkeit, die den Samenzellen als Energiequelle auf dem Weg in den weiblichen Körper dient.

Die Vorsteherdrüse (Prostata)

Die Vorsteherdrüse ist ein runder, fester, drüsiger Körper von der Größe einer Kastanie. Sie liegt unmittelbar unter der Harnblase. Durch sie hindurch ziehen die Harnröhre und das Endstück des Samenleiters, der dann als so genannter Ausspritzungs- oder Ejakulationsgang in die Harnröhre mündet (siehe Abb. 10). Die Prostata besteht aus etwa 50 kleinen Einzeldrüsen, die das Prostatasekret bilden. Zwischen den Einzeldrüsen liegen Muskelfasern, die sich bei einem Orgasmus zusammenziehen und die Prostataflüssigkeit in die Samenleiter pressen.

Das Prostatasekret macht schätzungsweise 30 Prozent der Samenflüssigkeit aus und enthält hohe Konzentrationen an Zink, das wahrscheinlich antibakteriell wirkt. Die Samenblasen und die Vorsteherdrüse bilden mit ihren Flüssigkeiten den größten Teil der Samenflüssigkeit und schaffen damit für die Samenzellen optimale Umwelt- und Ernährungsbedingungen. Damit sind sie fähig, sowohl den Transport durch die Samenwege als auch nach der Ejakulation (Samenerguss) zu überleben.

Die Samenflüssigkeit oder das Ejakulat ist also keine einheitliche Körperflüssigkeit, sondern besteht aus den Sekreten, die die Hoden, die Nebenhoden, die Samenblasen und die Vorsteherdrüse produzieren und letztlich in die Samenleiter ausscheiden. Der Anteil der Samenzellen im Ejakulat macht nur ungefähr 5 Prozent aus. Die restlichen 95 Prozent setzen sich aus den Flüssigkeiten der Samenblasen (etwa 50 Prozent), der Prostata (ungefähr 30 Prozent) und anderer kleinerer Drüsen zusammen.

Der Weg der Samenzellen durch die männlichen Geschlechtsorgane

Nach ihrer Bildung in den Hodenkanälchen werden die Samenzellen im Sog der Hodenflüssigkeit durch das Labyrinth der kleinen Hodengänge in die Nebenhoden geschleust. Der Transport dorthin wird durch muskuläre Kontraktionen der Hodenkanälchen und durch die Flimmerbewegung von Zellen mit Haarfortsatz unterstützt. In dem 5–6 Meter langen Gangsystem des Nebenhodens durchlaufen die Samenzellen weitere Reifungsvorgänge. Hier erhalten sie auch die Fähigkeit, sich aktiv fortzubewegen.

Für die Nebenhodenpassage benötigen die Samenzellen etwa 10–14 Tage. Sie ruhen sich dann im Schwanzteil des Nebenhodens, der zusammen mit dem Anfangsstück des Samenleiters als Samenspeicher dient, zunächst einmal aus. Ihr nächstes Ziel ist die Harnröhre, welche sie über die 50–60 Zentimeter langen Samenleiter erreichen. Während der Ejakulation werden die Samenzellen zusammen mit den verschiedenen Drüsenflüssigkeiten durch kraftvolle Kontraktionen von Nebenhoden und Samenleiter in die Scheide geschleudert. Von dort aus setzen sie den Weg durch den weiblichen Körper durch aktive Eigenbeweglichkeit weiter fort.

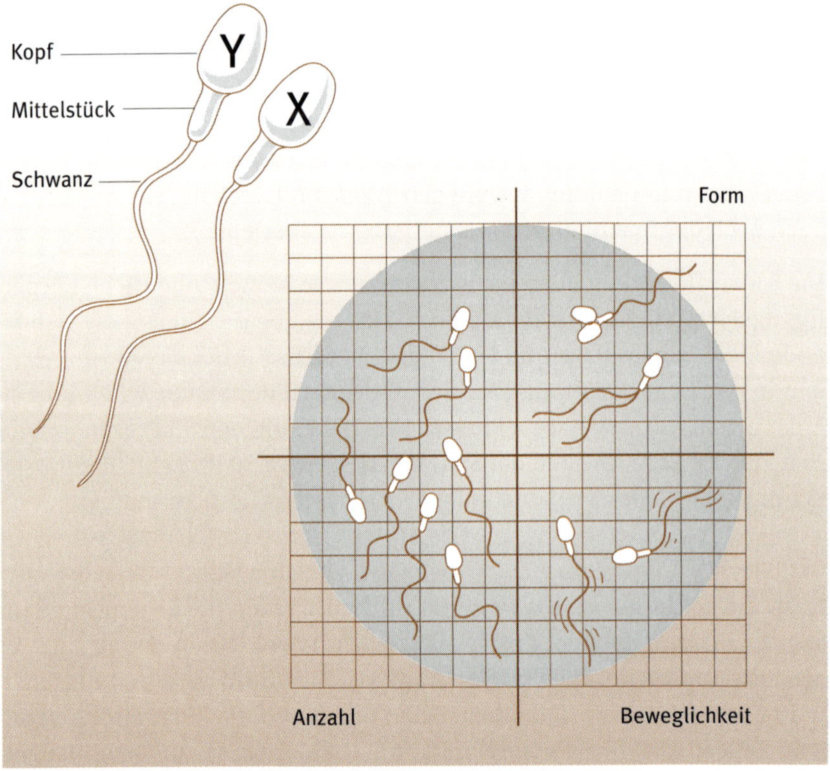

Abb. 12: Die menschliche Samenzelle. Sie besteht aus dem Kopf, einem Mittelstück und dem Schwanz. Im Spermakopf ist das väterliche Erbmaterial mit den X- und Y-Chromosomen enthalten. Die Mitochondrien, kleinste Zellorgane, die die Energie für die Fortbewegung liefern, sind im Mittelstück untergebracht. In einer Zählkammer werden die Samenzellen unter dem Lichtmikroskop nach der Anzahl, der Form und der Beweglichkeit beurteilt.

Wie sehen Samenzellen aus?

Samenzellen, die auch Spermien genannt werden, sind hoch spezialisierte bewegliche Zellen. Sie sind mit all den erforderlichen Eigenschaften ausgestattet, die sie befähigen, eine Eizelle zu befruchten. Sie sind Träger des väterlichen Erbmaterials und legen das Geschlecht des Kindes fest.

Die menschliche Samenzelle sieht etwa aus wie eine Kaulquappe (siehe Abb. 12). Mit dem bloßen Auge ist sie nicht sichtbar, da sie nur $^{1}/_{20}$ Millimeter lang ist. Unter dem Lichtmikroskop lässt sich ein Kopf von einem Schwanzstück unterscheiden. Der Spermakopf enthält das väterliche Erbmaterial und viele wichtige Fermente, die erforderlich sind, um in die Eizelle eindringen und diese befruchten zu können. Durch kräftiges Schlagen mit dem Schwanz bewegt sich die Samenzelle aktiv vorwärts. Sie legt dabei innerhalb einer Minute eine Strecke von 2 Zentimetern zurück. Die hierfür nötige Energie liefern kleinste Zellorgane im Mittelstück des Schwanzes, die Mitochondrien heißen.

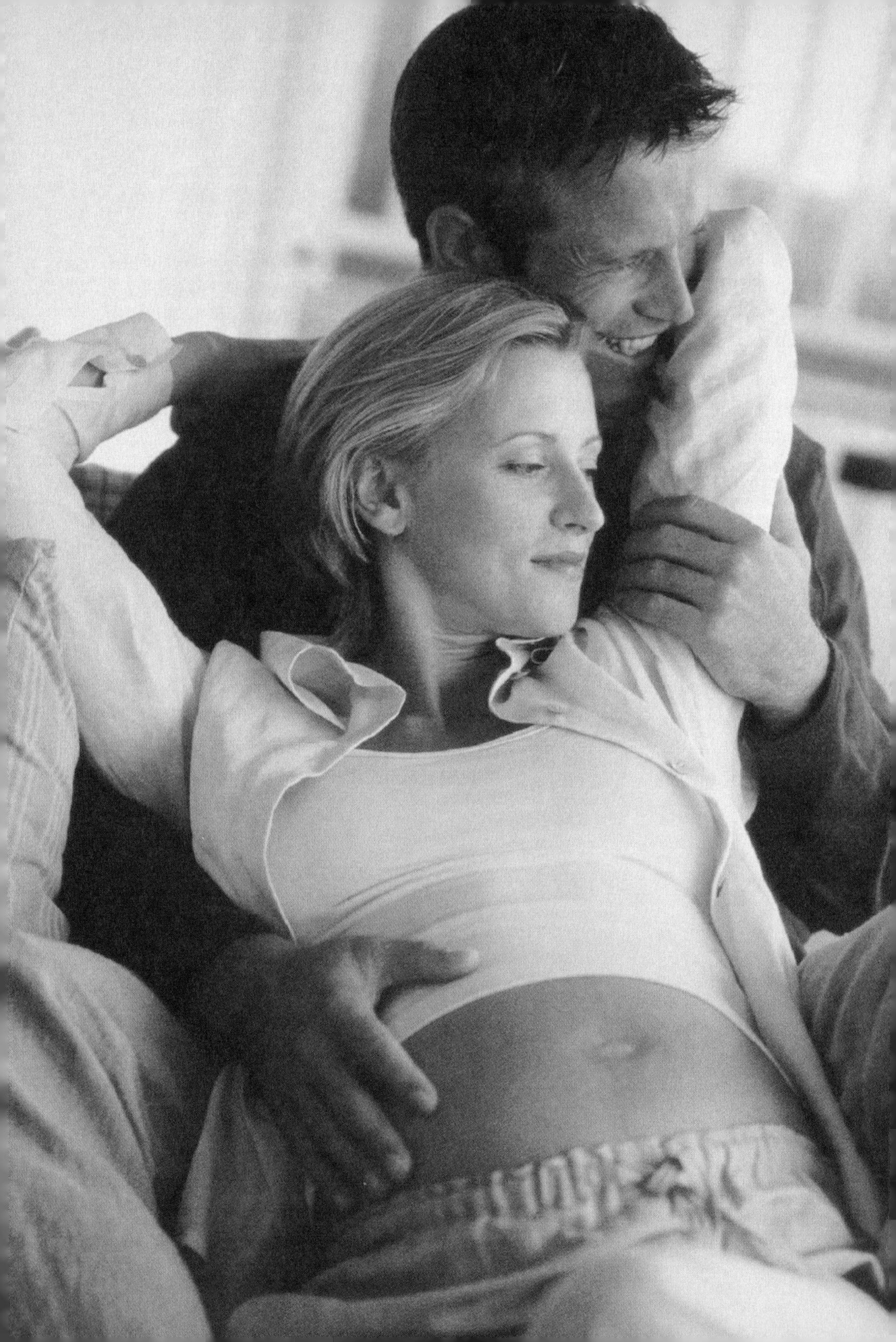

Wie werden wir »normalerweise« schwanger?

Damit es zu einer Schwangerschaft kommt, müssen eine reife Eizelle und eine befruchtungsfähige Samenzelle zum richtigen Zeitpunkt im Eileiter aufeinander treffen. Das hört sich ganz einfach an. Aber dieser natürliche Vorgang der Befruchtung ist Teil umfangreicher Prozesse, die sich im weiblichen und männlichen Körper abspielen und die reibungslos funktionieren müssen, damit Sie tatsächlich schwanger werden. Was also passiert genau, wenn wir auf natürliche Weise ein Kind zeugen?

Natürliche Befruchtung und Schwangerschaft

Zu einer Befruchtung kommt es, wenn eine reife Eizelle und eine befruchtungsfähige Samenzelle zum richtigen Zeitpunkt im Eileiter aufeinander treffen, die Samenzelle die Eihülle und die Zellwand der Eizelle durchdrungen hat und die Zellkerne von Ei- und Samenzelle miteinander verschmolzen sind. Bereits wenige Stunden nach der Befruchtung beginnt die Eizelle noch im Eileiter sich zu teilen (siehe Abb. 5). Die befruchtete Eizelle wird durch den Eileiter in Richtung Gebärmutter bewegt. Etwa 3 Tage nach der Befruchtung ist aus der befruchteten Eizelle ein Zellball geworden. 6–7 Tage nach der Befruchtung nistet sich der Zellball (Blastozyste) in die Gebärmutterschleimhaut ein.

Voraussetzungen für eine Schwangerschaft

Damit es zu einer Schwangerschaft kommen kann, müssen verschiedene Voraussetzungen erfüllt sein:

- Die Eireifung in den Eierstöcken muss normal ablaufen und das Ei den Eierstock verlassen haben.
- Der Eileiter muss mit seinen fingerartigen Fortsätzen das Ei von der Oberfläche des Eierstocks abgreifen und aufnehmen können (siehe Abb. 9).
- Die Genitalwege der Frau müssen offen sein, damit die Spermien in die Eileiter gelangen können und das befruchtete Ei in die Gebärmutterhöhle transportiert werden kann.
- Samenzellen müssen in ausreichender Menge gebildet werden und zum richtigen Zeitpunkt in den Eileitern vorhanden sein.
- Die Schleimhaut der Gebärmutter muss für die Eiaufnahme vorbereitet sein.

Welche Rolle spielen die Hormone?

Erst ein genau aufeinander abgestimmtes Zusammenspiel von Hormonen (siehe S. 24f.), die im Zwischenhirn, in der Hirnanhangsdrüse, in den Eierstöcken und im Mutterkuchen (latein.: Plazenta) gebildet werden, ge-

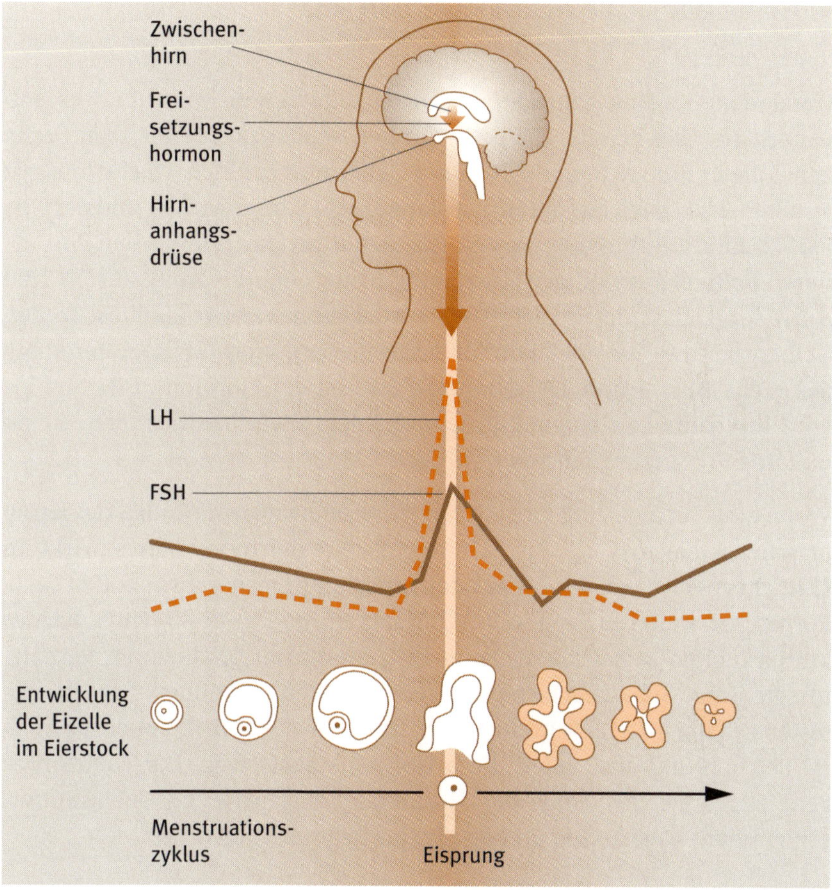

Abb. 13: Ein fein aufeinander abgestimmtes Zusammenspiel von Hormonen, die im Zwischenhirn, in der Hirnanhangsdrüse und in den Eierstöcken gebildet werden, gewährleistet, dass die vielen Vorgänge bei der natürlichen Fortpflanzung und Befruchtung, wie die Eientwicklung, der Eisprung, die Ausbildung des Gelbkörpers und die Einnistung, reibungslos ablaufen.

währleistet, dass die komplexen Vorgänge bei der natürlichen Fortpflanzung und Befruchtung reibungslos ablaufen. Die Hirnanhangsdrüse ist eine kleine Drüse. Sie liegt an der Hirnbasis und bildet zwei Hormone, die in den Eierstöcken die Follikelreifung, den Eisprung und die Bildung des Gelbkörperhormons steuern und kontrollieren. Diese zwei Hormone sind:

- das Follikelstimulierende Hormon (FSH) und
- das Luteinisierende Hormon (LH).

Unter dem Einfluss von FSH reifen die Eibläschen heran und es entwickelt sich die Eizelle. Die Follikelzellen wiederum produzieren Östrogene, die auf die Schleimhaut in der Gebärmutter einen Wachstumsreiz ausüben, aber auch auf die Hirnanhangsdrüse zurückwirken und dort die FSH-Produktion drosseln. Das ist das Signal für das LH, das den sprungreifen Follikel zur völligen Ausreifung bringt, den Eisprung auslöst und dafür sorgt, dass der im Eierstock zurückgebliebene Follikelrest in den Gelbkörper umgewandelt wird und dass dieser genügend Progesteron bildet (siehe Abb. 1 und 13). Die Ausschüttung der Hormone FSH und LH wird ihrerseits von einem Hormon aus dem Zwischenhirn, dem so genannten Freisetzungshormon, geregelt.

Wenn eine Befruchtung eingetreten ist, produzieren die Zellen des Keimbläschens (Blastozyste) das Schwangerschaftshormon. Dieses wirkt in ähnlicher Weise wie das LH aus der Hirnanhangsdrüse. Es regt den Gelbkörper zur weiteren Progesteronbildung an, und zwar so lange, bis der Mutterkuchen selbst ausreichend Progesteron zu produzieren vermag, um die junge Schwangerschaft aufrechterhalten zu können. Dies ist spätestens ab der 10.–12. Schwangerschaftswoche der Fall. Bleibt dagegen eine Befruchtung aus, fallen diese Hormonsignale weg. Der Gelbkörper geht zugrunde. Als Folge des Hormonentzugs wird die Gebärmutterschleimhaut abgestoßen und der Zyklus beginnt von vorne.

So gelangen die Samenzellen in die Eileiter

Mit dem Samenerguss werden normalerweise 200–400 Millionen Spermien in das hintere Scheidengewölbe freigegeben. Unmittelbar nach der Ejakulation gerinnt die Samenflüssigkeit zu einer zähen Masse. Innerhalb von 20–30 Minuten verflüssigt sie sich dann wieder und die Samenzellen gewinnen ihre volle Beweglichkeit zurück. Aber bereits innerhalb von 2–3 Minuten dringen die ersten Samenzellen in den Gebärmutterhalsschleim ein. Ein Teil der Samenzellen begibt sich unverzüglich auf den Weg in Richtung Eileiter, während andere die Krypten, die Ausbuch-

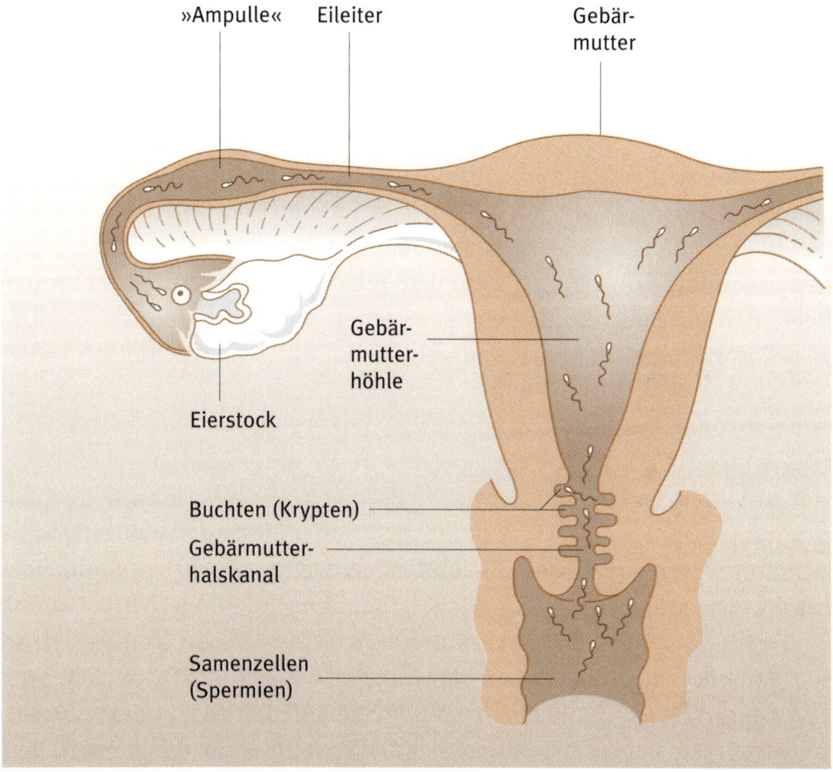

Abb. 14: Die Wanderung der Samenzelle im Körper der Frau. Nach dem Samenerguss in die Scheide müssen die Spermien zunächst den Zervixschleim passieren. Durch den Zervikalkanal mit seinen zahlreichen Einbuchtungen gelangen sie über die Gebärmutter in die Eileiter, wo sie im günstigsten Fall in der »Ampulle« auf eine Eizelle treffen.

tungen im Zervikalkanal, besiedeln. Dort legen sie Zwischenstation ein (siehe S. 32). In den Krypten können die Spermien einige Tage überleben. Da sie aus diesen Ausbuchtungen stetig abwandern, stehen über einen längeren Zeitraum Spermien zur Verfügung, die eine Eizelle befruchten können (siehe Abb. 14).

Voraussetzung für den Durchtritt der Samenzelle durch den Halskanal der Gebärmutter ist die optimale Beschaffenheit des Zervixschleims (siehe S. 30 f.). Die Gebärmutterhöhle wird rasch überwunden und Kontraktionen der Gebärmuttermuskulatur unterstützen den Transport der Samenzellen in die Eileiter. Die Zahl der Spermien nimmt rapide ab und von den 200–400 Millionen Spermien bei der Ejakulation in die Scheide erreichen nur 500–700 Spermien die Eileiter. Davon vermag eine einzige Samenzelle schließlich in die Eizelle einzudringen und diese zu befruchten. Wir können uns also vorstellen, dass auf dem Weg von der Scheide in die Eileiter eine starke Auslese der Samenzellen getroffen wird: Nur die besten kommen durch. Die Spermien, die durch die Fransentrichter der Eileiter in die Bauchhöhle gelangen, gehen dort zugrunde und werden vom Körper aufgelöst. Genauso ergeht es einer nicht befruchteten Eizelle.

Wie viele Samenzellen werden benötigt, um eine Eizelle zu befruchten?

Obwohl letztlich nur eine einzige Samenzelle nötig wird, um die Eizelle zu befruchten, ist bei der natürlichen Befruchtung eine wesentlich größere Spermienzahl erforderlich, nämlich 20–40 Millionen Samenzellen pro Milliliter Sperma. Werden Ei- und Samenzellen direkt zusammengebracht, wie dies bei bestimmten Behandlungsmethoden der Fall ist (Befruchtung außerhalb des Mutterleibes, In-vitro-Fertilisation, siehe S. 176 f., oder intratubarer Gametentransfer, siehe S. 194 f.), reichen sehr viel weniger, etwa 100 000 bis 1 Million Samenfäden aus, um eine Eizelle zu befruchten. Bei dem Verfahren der direkten Injektion der Samenzellen in die Eizelle (siehe S. 157 ff., 190) genügen sogar nur 2–3 Spermien. Dies erklärt auch, warum mit diesen Behandlungsmethoden bestimmte Formen der männlichen Zeugungseinschränkung noch behandelt werden können, wenn herkömmliche Therapien bereits versagt haben.

Die natürliche Schwangerschaftsrate

Bei normaler Fruchtbarkeit beträgt die natürliche Schwangerschaftsrate in einem Zyklus etwa 20–25 Prozent. Mehr als 70 Prozent der Eizellen, die potenziell befruchtungsfähig sind, gehen verloren, weil es nicht zur Befruchtung oder Einnistung in die Gebärmutterschleimhaut kommt oder eine Weiterentwicklung ausbleibt. Die Natur wählt also aus. Dies ist sicherlich auch ein Grund dafür, dass bei den Kindern, die schließlich geboren werden, die Fehlbildungsrate sehr gering ist. Sie beträgt nur etwa 1–4 Prozent.

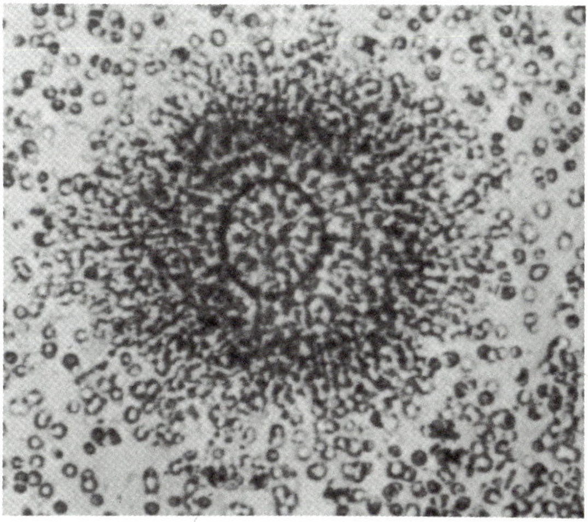

Abb. 15: Die menschliche Eizelle. Sie ist etwa ein zehntel Millimeter groß und damit die größte Zelle des Körpers. Sie ist immer von einer Vielzahl anderer Zellen, die Granulosazellen heißen, umgeben. Diese werden zusammen mit der Eizelle beim Eisprung freigesetzt. (Aufgenommen unmittelbar nach Gewinnung durch Follikelpunktion im Rahmen der In-vitro-Fertilisation, s. S. 176 f.)

Wie lange überleben Ei- und Samenzellen?

Wenn eine menschliche Eizelle aus dem Eierstock freigegeben wird, ist sie bis zu etwa 24 Stunden lebens- und befruchtungsfähig. Das heißt, die Frau ist einmal im Monat für eine nur sehr kurze Zeit empfängnisfähig. Die Lebensdauer und Befruchtungsfähigkeit der Samenzellen im weiblichen Körper währt dagegen etwas länger. Sie wird in Mittelwerten von 24 bis 48 Stunden angegeben. In den Krypten des Zervixkanals (siehe Abb. 2, S. 56) können lebensfähige Spermien allerdings noch 4–5 Tage nach der Ejakulation nachgewiesen werden.

Hinweis

Nur keinen Befruchtungsstress!

Der Tag des Eisprunges markiert das Ende und nicht die Mitte der Fruchtbarkeitsperiode. Schlafen Sie also möglichst vor dem Eisprung miteinander und warten Sie nicht krampfhaft fixiert auf den Tag, an dem Sie diesen vermuten. Sie werden merken, dass dann auch der »Befruchtungsstress«, an einem bestimmten Tag miteinander schlafen zu müssen, von Ihnen abfällt.

Für eine Befruchtung ist es ausschlaggebend, dass sich zum Zeitpunkt des Eisprunges befruchtungsfähige Spermien in ausreichend großer Zahl im weiblichen Körper aufhalten. Nach neuen Erkenntnissen über die Empfängnis besteht die größte Wahrscheinlichkeit, dass es zu einer Befruchtung kommt, jeden Monat während eines Zeitraumes von 6 Tagen vor dem Eisprung. Danach reicht die Wahrscheinlichkeit, dass der Geschlechtsverkehr zu einer Schwangerschaft führt, von 1:10 am 5. Tag vor dem Eisprung bis zu 1:3 am Tag des Eisprunges selbst. Nur wenige Schwangerschaften entstehen durch sexuelle Aktivität nach dem Eisprung.

Junge oder Mädchen?

Jede reife Samenzelle enthält in ihrem Zellkern 23 Chromosomen. Chromosomen sind Träger des Erbgutes. Es gibt zwei Arten von Samenzellen: eine, die ein X-Chromosom enthält und eine andere, die ein Y-Chromosom trägt. X- und Y-Chromosomen werden als »Geschlechtschromosomen« bezeichnet, da sie bestimmen, ob ein Mädchen oder ein Junge gezeugt wird. Jede reife Eizelle ist nur mit dem Geschlechtschromosom X ausgestattet. Bei einer Befruchtung wird das Geschlecht des Kindes durch die Chromosomen X und Y der Samenzellen bestimmt:

- Die Kombination XX bedeutet, dass ein Mädchen geboren wird.
- Die Kombination XY bedeutet, dass es ein Junge wird.

Können wir beeinflussen, ob es ein Junge oder ein Mädchen wird?

Der Wunsch, das Geschlecht im Voraus zu bestimmen, entspringt wohl der Tradition, dass der männliche Nachkomme Stammhalter und Erbe der Familie war. So hat es immer wieder Versuche gegeben, auf die Planung des Geschlechtes Einfluss zu nehmen. Unter anderem meinte man, dass die Stellung der Gestirne zueinander oder das Trinken von Stierblut helfen könnte.

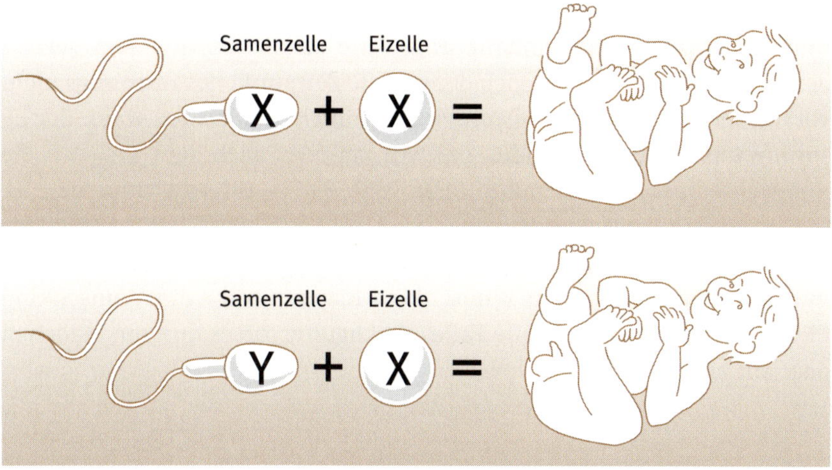

Abb. 16: Die Kombination XX bedeutet, dass ein Mädchen geboren wird. Die Kombination XY bedeutet, dass ein Junge das Licht der Welt erblicken wird.

Grundlage einer neueren Methode der Geschlechtsbestimmung ist, dass die Samenzellen mit dem jungenbestimmenden Y-Chromosom sich schneller vorwärts bewegen als die mädchenbestimmenden X-Samenzellen. Letztere sollen dafür jedoch länger lebensfähig und befruchtungsfähig sein. Vorausgesetzt, dass Sie die Empfehlungen genau einhalten, sollen Sie zu 70 Prozent den gewünschten Jungen und zu 80 Prozent das ersehnte Mädchen zeugen können:

- Schlafen Sie 2 Tage vor dem zu erwartenden Eisprung miteinander und danach nicht mehr, befruchten die längerlebigen X-Samenzellen die Eizelle und Sie zeugen ein Mädchen.
- Schlafen Sie dagegen am Tage des Eisprunges miteinander, erreichen die Y-Samenzellen zuerst den Befruchtungsort und Sie zeugen einen Jungen.

Unabdingbare Voraussetzung für den Erfolg dieser Methode ist, dass Sie den Termin des Eisprungs möglichst genau kennen. Und genau das ist ein Problem, denn es gibt keine sicheren Zeichen dafür, die besagen, wann der Eisprung nun tatsächlich stattfindet. Auch wenn Sie Ihre Aufwachtemperatur vorschriftsmäßig messen, ist am Kurvenverlauf der Termin des Eisprungs nur annäherungsweise abzulesen. Aus dem Verlauf der Temperaturkurve lässt sich der genaue Zeitpunkt des Eisprungs nicht voraussagen, da bis jetzt wissenschaftlich nicht geklärt ist, wann der Eisprung tatsächlich stattfindet – ob vor, an oder nach dem Tag, den die Aufwachtemperatur vermuten lässt. Wie Sie in Ihrem Zyklus den Eisprung in etwa voraussagen können, ist auf Seite 100 ff. beschrieben. Sie sollten mindestens ein Jahr lang gewissenhaft Ihre Aufwachtemperatur messen, wenn es mit dem Wunschkind klappen soll – ein Wunschkind bleibt es jedoch wohl auf alle Fälle, gleichgültig, ob es nun ein Mädchen oder ein Junge wird.

Erbkrankheiten verhindern

Die Trennung von X- und Y-Spermien kann aus medizinischen Gründen sinnvoll sein, um die Weitervererbung bestimmter Krankheiten zu verhindern, die an das X-Chromosom gekoppelt sind. Als Beispiel hierfür sei die Hämophilie, besser bekannt unter dem Namen Bluterkrankheit, genannt.

Die Trennung der Spermien wird dadurch zu erreichen versucht, dass die Y-Spermien Eiweißfraktionen unterschiedlicher Konzentrationen schneller durchlaufen als die X-Spermien (so genannte Dichtegradienten-Technik). Die Y-Chromosomen tragenden Spermien lassen sich mit einer Ausbeute von 85 Prozent anreichern. Werden die Y-Spermien bei der Insemination (Samenübertragung, siehe S. 168 ff.) oder in Kombination mit der intrazytoplasmatischen Spermieninjektion (ICSI, siehe S. 157 f.) verwendet, ist die Wahrscheinlichkeit höher, dass ein Junge gezeugt wird, der gesund ist.

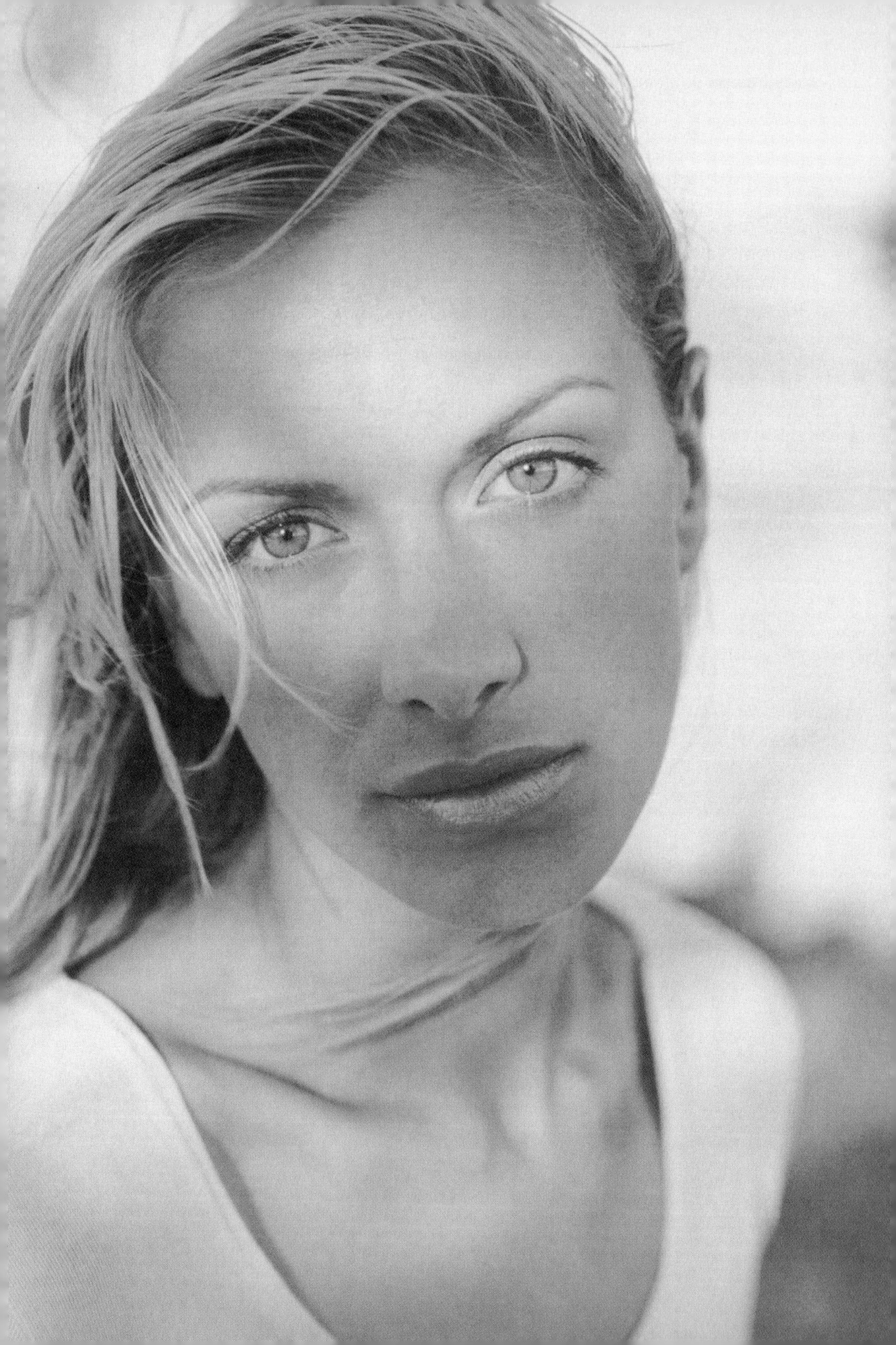

Woran es liegen kann, dass es nicht »klappt«

Die Gründe, warum es in Ihrer Partnerschaft mit dem Schwangerwerden nicht »klappt«, können sehr mannigfaltig sein. Statistisch verteilen sich die Ursachen der ungewollten Kinderlosigkeit mit jeweils 40 Prozent gleichermaßen häufig auf Frau und Mann. Die Suche nach den Gründen wird deshalb grundsätzlich bei Ihnen und Ihrem Partner gemeinsam erfolgen. Es gibt seelische, organische, umweltbedingte, immunologische und auch nicht erklärbare Sterilitätsursachen.

Welche Rolle spielt die Seele?

Die Frage, inwieweit seelische Gründe die Ursache für verminderte Fruchtbarkeit oder sogar Unfruchtbarkeit sein können, wird sehr unterschiedlich beurteilt und die angegebene Häufigkeit variiert zwischen 10 und mehr als 50 Prozent. Sicher ist, dass psychische Probleme immer eine Rolle spielen und deshalb grundsätzlich in Betracht zu ziehen sind. In den 1998 neu bearbeiteten »Richtlinien zur Durchführung der assistierten Reproduktion« wird die psychische Bedeutung unterstrichen: Paare, die sich modernen Sterilitätsbehandlungen wie Inseminationen (siehe S. 168 f.) oder In-vitro-Befruchtungen (siehe S. 176 f.) unterziehen, sollten verstärkt über die möglichen psychischen Auswirkungen unterrichtet werden.

Die strikte Trennung zwischen Körper und Seele ist nicht möglich

Gerade die ungewollte Kinderlosigkeit betrifft den Menschen in seiner gesamten Persönlichkeit, und fast alle Lebensbereiche sind von der ungewollten Kinderlosigkeit betroffen. Eine strikte Trennung zwischen organischen und seelischen Ursachen der Kinderlosigkeit ist daher so gut wie nicht möglich. Auch wenn bei Ihnen organische Gründe wie beispielsweise ein Eileiterverschluss oder eine Hormonstörung als Ursachen diagnostiziert werden, können psychische Probleme Ihre Kinderlosigkeit zusätzlich mitbedingen.

Was ist eine »Sterilitätskrise«?

Nahezu immer zieht ungewollte Kinderlosigkeit psychische Probleme bei der Frau, dem Mann und in der Partnerschaft nach sich. Wir sprechen dann von einer »Sterilitätskrise«:

- Gegenüber Frauen, die schwanger sind oder bereits Kinder haben, fühlen Sie sich vielleicht minderwertig, Trauer und Verzweiflung stellen sich ein und Schuldgefühle kommen auf, und eventuell ist Ihr Selbstwertgefühl gekränkt. Aus der Welt der »fruchtbaren Paare«

fühlen Sie sich ausgeschlossen. Sie werden neidisch, wenn Sie schwangere Frauen sehen oder befürchten, Freundinnen, die ein Kind bekommen, zu verlieren.
- Die Beziehung zu Ihrem Partner mag darunter leiden oder gar daran zerbrechen, z. B. durch gegenseitige Schuldzuweisungen oder mangelnde Aussprache – Sie möchten darüber sprechen, Ihr Mann aber nicht.
- Auch das Verhältnis zu Freundinnen, Freunden und Verwandten könnte dadurch getrübt werden: Sie werden womöglich mitleidig betrachtet, und niemand traut sich, offen darüber zu sprechen.
- Die eigenen Eltern oder Schwiegereltern setzen Sie unter Druck und reagieren betroffen, weil sie sich sehnlichst Enkelkinder wünschen.
- Am Arbeitsplatz verschweigen Sie die Thematik, weil Sie befürchten, dass Ihnen Aufstiegschancen verbaut werden, wenn bekannt wird, dass Sie sich ein Kind wünschen, oder dass Ihre Kolleginnen und Kollegen ständig nachfragen, ob es nun endlich geklappt hat, oder dass über Sie getuschelt wird.

Unser Kinderwunsch ist fast immer zwiespältig

Bei den meisten Menschen ist der Wunsch nach einem eigenen Kind zwiespältig. So gibt es Gründe, die für ein Kind sprechen, wie die Verwirklichung Ihres Lebenssinnes oder die ersehnte Liebe, die Sie von einem eigenen Kind zu bekommen hoffen. Es gibt aber auch Gründe, die gegen ein Kind sprechen. Diese sind ganz individuell und haben etwas mit Ihrer Identität, Ihrer eigenen Persönlichkeit, Ihrer momentanen Lebenssituation, Ihrem Umfeld und Ihren Vorstellungen von Ihrem künftigen Leben zu tun. Diese werden von uns selten bewusst wahrgenommen. Sie führen zu einer nicht realisierten Abwehrhaltung, die meist sexuelle Störungen nach sich zieht und schließlich das Eintreten einer Schwangerschaft verhindert.

Eine psychisch problematische Situation kann sich z. B. so darstellen:

- Sie müssen sich entscheiden zwischen Mutterschaft auf der einen und beruflicher Karriere auf der anderen Seite.

- Ihr bisheriger Lebensalltag wird sich durch ein Kind komplett ändern.
- Die Beziehung zu Ihrem Partner wird sich anders gestalten.
- Sie haben existenzielle Sorgen.
- Sie haben Probleme mit Ihrem Partner.
- Sie haben Schwierigkeiten mit Ihren Angehörigen.
- Sie haben einfach Angst vor der auf Sie zukommenden Verantwortung.

Da Sie Prioritäten setzen müssen, befinden Sie sich – bildlich gesprochen – mit Ihren Gefühlen zwischen zwei Stühlen.

Seien Sie ehrlich gegenüber sich selbst und Ihrem Partner

Um sich bewusst darüber zu werden, ob die angesprochenen Möglichkeiten auf Sie zutreffen oder nicht, überdenken Sie ehrlich Ihre Kinderwunschmotivation und bringen Sie Ihre Vorstellungen Ihrem Partner gegenüber deutlich zum Ausdruck. Schreiben Sie alle Ihre Gefühle auf, die mit Ihrem Kinderwunsch zusammenhängen. Reden Sie innig mit Ihrem Partner darüber und lassen Sie ihn an Ihren Gedanken und Emotionen teilhaben. Hören Sie ihm aufmerksam zu und respektieren Sie seine Meinung. Ein unterschiedlich starker Wunsch nach einem Kind und großer eigener Druck, unbedingt eine Kinderwunschbehandlung aufnehmen zu wollen, könnte sonst zu Disharmonien in Ihrer Partnerschaft führen.

Fragen Sie sich, woran es liegen könnte, dass Sie nicht schwanger werden. Was ist Ihre eigene Theorie dazu? Wer leidet mehr unter der Kinderlosigkeit: Sie oder Ihr Partner? Was hat sich in Ihrem Leben verändert, seit Sie wissen, dass es nicht ohne Weiteres klappt? Was hat sich in Ihrem sexuellen Leben seitdem verändert? Schlafen Sie noch spontan miteinander, einfach weil Sie Lust haben, oder richten Sie sich nach Ihrem Zykluskalender, danach, dass gerade Eisprungszeit ist?

Denken Sie auch darüber nach,

- ob und wenn ja, welche Behandlungsmöglichkeiten Ihrer Ansicht nach bei Ihnen durchgeführt werden sollen,
- wo Ihre persönlichen Grenzen bei der Kinderwunschbehandlung liegen,

- wie lange Sie sich behandeln lassen wollen,
- wie Sie zu Alternativen wie Adoption oder Pflegekind stehen,
- wie es weitergehen soll, falls sich die Schwangerschaft trotz intensiver Behandlung nicht einstellt.

Kommt eine medizinische Behandlung wirklich für uns infrage?

Sie sollten wissen, dass Paare, die sich wegen unerfülltem Kinderwunsch medizinisch behandeln lassen, von Anfang an einem ziemlich starken emotionalen Druck ausgesetzt sind. Die Erfahrung, spontan miteinander kein Kind bekommen zu können, bedeutet nämlich fast immer eine Kränkung für Sie und Ihren Partner.

Sie empfinden die Behandlung vielleicht als entwürdigend oder fühlen sich entmündigt und abhängig, weil

- Sie den Eindruck haben, dass auf Ihre persönlichen Bedürfnisse, Vorstellungen und Empfindungen nicht genügend eingegangen wird,
- Sie Ihre Eignung zur Elternschaft zum wiederholten Maße begründen müssen,
- Ihr Partner bei der Behandlung außen vorgelassen wird,
- Sie rein organisch behandelt werden,
- Sie nicht umfassend über Pro und Kontra der Behandlungsmöglichkeiten aufgeklärt werden und Nebenwirkungen von Medikamenten bagatellisiert werden,
- Sie auf Behandlungsalternativen und zusätzliche Entlastungsmöglichkeiten wie Selbsthilfegruppen oder psychotherapeutische Beratung nicht aufmerksam gemacht werden.

Sie müssen auch damit rechnen, dass Sie im Laufe Ihrer Kinderwunschbehandlung immer wieder Phasen der Hoffnung und Enttäuschung durchlaufen. Ihre Erwartungshaltung, dass Sie durch die Behandlung schwanger werden, ist enorm hoch. Sie sind glücklich, wenn Sie sehen, dass Eibläschen heranreifen und es zum Eisprung gekommen ist. Die folgenden Tage verbringen Sie zwischen Hoffen und Bangen. Sie denken ständig darüber nach: Bin ich nun schwanger oder doch nicht? Bleibt die Schwangerschaft aus, überfällt Sie Enttäuschung und Traurigkeit. Und: alles fängt wieder von vorne an.

Empfehlung

Die eigenen Grenzen überdenken

Überdenken Sie kritisch von Zeit zu Zeit Ihre Situation. Machen Sie sich klar, wo Ihre Grenzen liegen und stellen Sie sich die Frage, ob Sie sich noch weiter den Strapazen einer Behandlung aussetzen oder die Behandlung nicht lieber abbrechen wollen, um so wieder zu Ihrem Seelenfrieden zurückzufinden.

So können psychische Faktoren die Fruchtbarkeit mindern

Es ist nicht ungewöhnlich, dass in unterschiedlichen Lebensphasen die Fruchtbarkeit mehr oder weniger eingeschränkt ist. Nur fällt ohne aktuellen Kinderwunsch ein Ausbleiben des Eisprungs oder eine beeinträchtigte Spermaqualität nicht auf. Eine persönliche oder partnerschaftliche Krisensituation kann eine Schwangerschaft verhindern, ohne dass organische Ursachen vorliegen. Das trifft gleichermaßen auf Frauen und Männer zu. Sicherlich haben Sie schon von Freunden und Bekannten gehört, dass es dann nach Wegfallen der Stressfaktoren oder in Zeiten der Entspannung, im Urlaub etwa oder in einer Behandlungspause, zu einer Schwangerschaft gekommen ist. Dies und auch das Eintreten einer Schwangerschaft nach einer Psychotherapie sind Hinweise dafür, dass die Psyche Sterilität mitbedingt.

Wie psychische Faktoren die Fruchtbarkeit der Frau mindern

Psychische Faktoren lösen Hormonstörungen aus mit den Folgen, dass die Entwicklung von Eibläschen gestört abläuft, der Eisprung ausbleibt, der Zervixschleim so verändert wird, dass die Samenzellen ihn nicht durchdringen können oder zu Spasmen der Eileiter führen.

Wie psychische Faktoren die Fruchtbarkeit des Mannes mindern

Es ist bekannt, dass psychischer und körperlicher Stress die Bildung der Samenzellen hemmt, die Testosteronproduktion reduziert und den Transport der Spermien ungünstig beeinflusst. Die Folge davon ist, dass die Spermaqualität mehr oder minder herabgesetzt ist. Auch können sexuelle Probleme, die sich in Form von emotionalen Partnerkonflikten und in »Beischlafstörungen« wie Libido-, Erektions-, Ejakulations- oder Orgasmusstörungen äußern, die Zeugungsfähigkeit einschränken.

Durch die Kinderwunschbehandlung sind Frauen zwar stärker beansprucht als Männer, was jedoch nicht heißt, dass Männer nicht darunter leiden. Sie haben meist mehr Schwierigkeiten, psychosomatische Beschwerden zuzugeben und offen über die Thematik zu reden als die Frau. Männer fühlen sich zur Passivität verdammt und durchleben die Situation in einem Gefühl der Ohnmacht. Unter diesen Aspekten ist es wichtig, den Mann von vornherein aktiv in die Behandlung mit einzubeziehen und Ängste und Befürchtungen direkt anzusprechen und durch kompetente Beratung mögliche psychische Belastungen zu bewältigen.

Organische Ursachen der Sterilität bei der Frau

Die körperlichen (somatischen) Ursachen der Kinderlosigkeit können sehr vielfältig sein. Der besseren Übersicht wegen ist es daher sinnvoll, diese auf die Organe bezogen darzustellen.

Wie sich die wichtigsten organischen Sterilitätsursachen bei Frauen auf die einzelnen Organe verteilen:

Eierstock:	45 %
Eileiter:	bis 40 %
Gebärmutterhals:	10 %
Scheide:	5 %
Andere:	1 %

Funktionsstörungen der Eierstöcke

Verminderte Fruchtbarkeit oder Sterilität wird in der Mehrzahl der Fälle, etwa in 40–50 Prozent, durch Funktions- oder Hormonstörungen der Eierstöcke (Ovarien) hervorgerufen. Bei dieser so genannten ovarialbedingten Sterilität werden die Eierstockshormone (Östrogene und Gestagene) entweder mangelhaft gebildet oder fehlerhaft ausgeschieden. Es liegt dann ein Ungleichgewicht dieser Hormone im Blut vor. Da die Eierstocksfunktionen aber von übergeordneten Zentren im Gehirn gesteuert werden, führen natürlich auch Funktionsstörungen, Verletzungen oder Erkrankungen in diesen Zentren wiederum zu Hormonstörungen in den Eierstöcken (siehe Abb. 1).

An der Regulierung der sich monatlich abspielenden Vorgänge im weiblichen Körper sind im Wesentlichen drei Organe beteiligt: das Zwischenhirn (Hypothalamus), die Hirnanhangsdrüse (Hypophyse) und die Eierstöcke (Ovarien). Diese Organe steuern miteinander die zyklische Abgabe von Hormonen, die mit dem Blut transportiert werden. Zwischen Hypothalamus, Hypophyse und den Ovarien besteht ein Regelkreis mit Rückkopplungsmechanismus (siehe S. 24 ff.).

Wenn die Eierstöcke aus irgendeinem Grund nicht richtig funktionieren, kommt es zu:

- Störungen der Follikelreifung (siehe S. 38 ff.)
- dem Ausbleiben des Eisprungs (siehe S. 42)
- einer mangelhaften Ausbildung und Reifung des Gelbkörpers (siehe S. 40).

Solche Hormonstörungen können ausgelöst werden durch:

- Stress jeder Art
- Entzündungen
- Verletzungen
- Tumore
- angeborene Fehlbildungen
- Schadstoffe (Nikotin, Alkohol, Koffein)

Am häufigsten wird dieses hormonelle Zusammenspiel durch Stress jeder Art gestört. Die daraus resultierenden Hormonstörungen machen sich nach außen hin dadurch bemerkbar, dass die Dauer Ihres monatlichen Zyklus verlängert ist (mehr als 35 Tage) oder dass Ihre Periodenblutungen ganz ausbleiben, obgleich Sie nicht schwanger sind.

Solche Erfahrungen mit Abweichungen Ihrer Zykluslänge von der Norm haben Sie wahrscheinlich auch schon gemacht. Zum Beispiel bei einem längeren Urlaub in einem fernen Land oder bei Eingewöhnungsschwierigkeiten nach einem berufsbedingten Umzug in eine fremde Stadt.

Ebenso können eine starke Gewichtszu- oder -abnahme, d.h. mehr als 10 Kilo, innerhalb kurzer Zeit Hormonstörungen hervorrufen, die dann zu einem Ausbleiben des Eisprungs und der Periodenblutungen führen (siehe S. 76).

Die Antibabypille und andere Präparate

Die Pille macht nicht unfruchtbar. Nach dem Absetzen dauert es allerdings manchmal eine gewisse Zeitspanne, bis sich die hormonalen Vorgänge wieder eingependelt haben. Nur äußerst selten bleiben die Eisprünge oder die Monatsblutungen länger als drei Monate aus. Dies ist verständlich, da die Pille ein Hormonpräparat ist (sie enthält Östrogene und Gestagene), das die Bildung der Freisetzungshormone im Zwischenhirn und damit den Eisprung (Ovulation) unterdrückt und so eine Schwangerschaft gezielt verhindert. Sie heißt im medizinischen Sprachgebrauch Ovulationshemmer.

Wenn Sie bisher mit der Pille verhütet haben, sollten Sie so lange mit der geplanten Schwangerschaft warten, bis sich der Zyklus wieder einreguliert hat. Es spielt keine Rolle, ob Sie die Pille kontinuierlich über einen längeren Zeitraum (z.B. 5 Jahre) ohne abzusetzen eingenommen haben oder ob Sie zwischendurch so genannte Pillenpausen eingelegt haben. Nach den gegenwärtigen Kenntnissen weisen Kinder, die nach Absetzen der Pille empfangen und geboren wurden, keine erhöhte Fehlbildungsrate auf.

Auch nach dem Absetzen bestimmter Medikamente kann sich vorübergehend eine Störung der Eierstocksfunktion einstellen. Solche Medikamente können beispielsweise Präparate sein, die Ihnen Ihr Frauenarzt zur Behandlung einer Endometriose (siehe S. 78ff.) verordnet hat. Beispiele für solche Medikamente sind das Danazol oder die so genannten Analoga des Gonadotropin-Freisetzungshormones (siehe S. 156).

Hinweis

Nach der Spirale

Auch nach dem Entfernen einer Spirale können die Schleimhautverhältnisse in der Gebärmutter für ein sofortiges Schwangerwerden ungünstig sein. Erfahrungsgemäß liegen nach 2–3 Monaten wieder optimale Bedingungen für die Einnistung einer befruchteten Eizelle vor.

Hyperprolaktinämie

- Aus den Brustwarzen tritt milchartige Flüssigkeit aus.
- Die Periodenblutungen treten selten auf oder bleiben ganz aus.

Kennen Sie diese Beschwerden? Bei diesen Zeichen besteht der Verdacht auf eine Hyperprolaktinämie. Darunter wird eine Hormonstörung verstanden, die entsteht, wenn zu viel von dem Hormon Prolaktin (siehe S. 24 f.) gebildet wird. Das Prolaktin ist neben dem follikelstimulierenden und dem luteinisierenden Hormon ein weiteres Hormon, das im Vorderlappen der Hirnanhangsdrüse produziert wird (siehe S. 24 f.). Auch das Prolaktin spielt bei der Regelung der Fortpflanzungsvorgänge eine wichtige Rolle. Überhöhte Werte im Blut hemmen den Eisprung und stören die Funktion des Gelbkörpers. Erhöhte Prolaktinwerte finden sich bei etwa 20 Prozent aller Formen von Zyklusstörungen. Da das Prolaktin im Wochenbett die Milchbildung in den Brustdrüsen anregt, wird es auch als das Brustmilchhormon bezeichnet und, weil es bei Stresssituationen vermehrt ausgeschüttet wird, als das Stresshormon.

Hyperandrogenämie

Kennen Sie diese Beschwerden?

- Im Gesicht, an der Brust, am oberen Rücken oder am Bauch stellen Sie einen vermehrten, derben Haarwuchs fest,
- Ihre Stimme wird tiefer,
- Ihre Muskelmasse nimmt zu und
- Ihre Periodenblutungen treten selten oder gar nicht mehr auf.

Diesen Veränderungen liegt meistens eine Hyperandrogenämie zugrunde. Das bedeutet, dass Ihre männlichen Hormonwerte im Blut erhöht nachweisbar sind. Dies ist zurückzuführen auf eine verstärkte Bildung bestimmter Hormone, nämlich von Testosteron und von Dehydroepiandrosteronsulfat (DHEA-S) in den Eierstöcken und/oder in den Nebennierenrinden. Die Folge davon sind Störungen der Eientwicklung mit Ausbleiben des Eisprungs. Im Ultraschall zeigen die Eierstöcke dann meist ein typisches Bild. Sie enthalten viele kleine »zystenartige« Strukturen. Im ärztlichen Fachjargon heißen sie »polyfollikuläre Ovarien«.

Wenn Sie vorzeitig in die Wechseljahre kommen

Setzen bei Ihnen vor dem 35. Lebensjahr die Periodenblutungen aus, besteht der Zustand der »vorzeitigen Wechseljahre« (Klimakterium praecox). Es liegt dann der Verdacht nahe, dass Ihre Eierstocksfunktion nahezu erloschen ist. Durch eine vorzeitige Erschöpfung des Vorrates an Eibläschen bleibt in Ihren Eierstöcken die Eientwicklung aus. Es ist nicht mehr möglich, auf normale Weise ein Baby zu bekommen, es sei denn mit einer Eizellspende. Diese ist in der Bundesrepublik allerdings gesetzlich verboten (siehe Embryonenschutzgesetz im Anhang). Da nur noch wenig Östrogene in den Eierstöcken gebildet werden, können sich typische Wechseljahresbeschwerden, wie etwa Hitzewallungen, Schweißausbrüche oder Schlafstörungen, bei Ihnen einstellen.

In seltenen Fällen kann es auch sein, dass Ihre Eierstöcke nicht mehr durch die Hormone aus der Hypophyse stimulierbar sind. Auch dann unterbleibt die Eientwicklung und die Periodenblutungen fallen aus (sog. resistentes Ovarsyndrom).

Wirkt sich das Körpergewicht auf die Fruchtbarkeit aus?

Essgewohnheiten, einseitige extreme Diäten und das Körpergewicht spielen eine wichtige Rolle. Sowohl Über- als auch Untergewicht können sich störend auf die Fruchtbarkeit auswirken. Eine übermäßige Fettansammlung löst in hohem Maße Funktionsstörungen der Eierstöcke aus, die sich in Form von Zyklusstörungen bemerkbar machen. Dies zieht eine Hyperandrogenämie (siehe S. 74 f.) und Blutzuckerkrankheit (Diabetes) nach sich und bewirkt schließlich, dass Sie nicht schwanger werden. Auch bei untergewichtigen Frauen entwickeln sich Hormonstörungen. Die Zyklen sind ohne Eisprung (= anovulatorisch). Anovulatorische Zyklen werden auch bei starker körperlicher Anstrengung, wie z. B. bei Balletttänzerinnen oder Hochleistungssportlerinnen, beobachtet. Durch eine Reduktion des Körpergewichtes bzw. eine ausreichende Ernährung und Gewichtszunahme verschwinden die Hormonstörungen dann meist von selbst.

Eileiterbedingte Sterilität

Am häufigsten werden die Eileiter durch Entzündungen geschädigt. Meistens gehen die Entzündungen vom Eileiter selbst aus und greifen dann auf die Umgebung über. Es können sich jedoch auch entzündliche Prozesse, die sich an benachbarten Organen abspielen, auf die Eileiter ausbreiten. Als Folge dieser Entzündungen kommt es zum Verschluss der Fransentrichter, zu Verklebungen der Tubengänge und zu Verwachsungen (Adhäsionen), wodurch die Eigenbeweglichkeit der Eileiter behindert und die Eiabnahme von der Eierstockoberfläche gestört wird (siehe Abb. 17). Verwachsungen entstehen nicht selten auch bei operativen Eingriffen in der Bauchhöhle und bei dem Krankheitsbild der Endometriose (siehe S. 78 ff.).

Die Eileiterentzündung (Adnexitis)

Sie wird überwiegend ausgelöst durch Keime, welche durch die Scheide und die Gebärmutter in die Eileiter aufsteigen. Zumeist entzünden sich beide Eileiter. Die Mehrzahl der Entzündungen wird durch unspezifische Erreger hervorgerufen. Daneben spielen die beim Geschlechtsverkehr übertragbaren Erkrankungen – Gonorrhoe, Syphilis, Chlamydien (siehe S. 78) – eine Rolle.

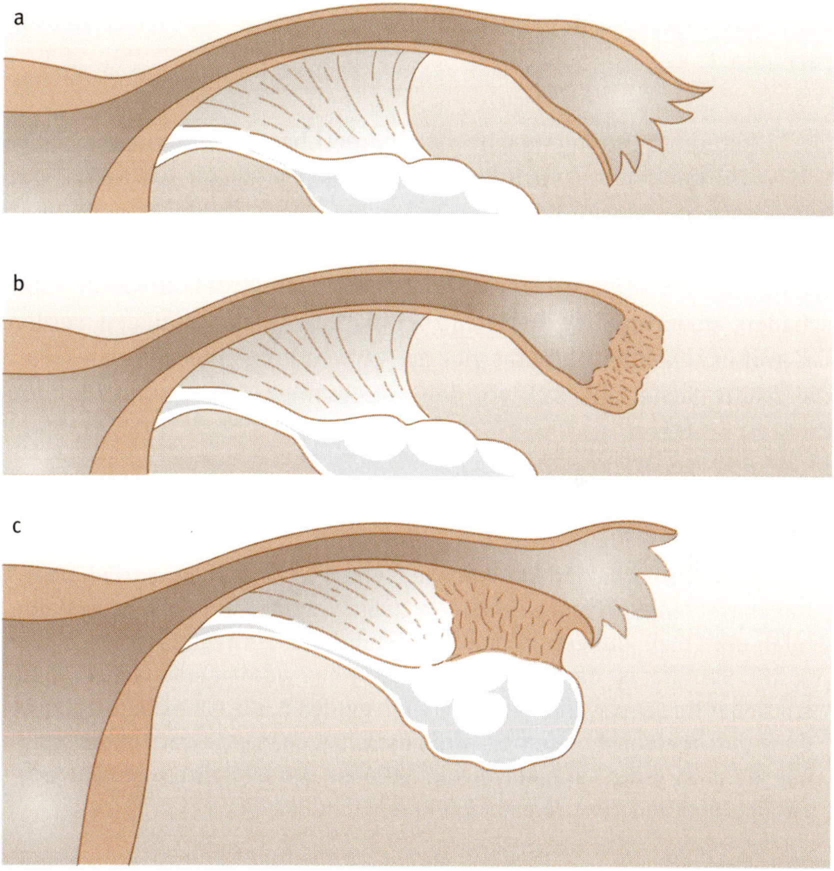

Abb. 17: Folgen einer Eileiterentzündung: ein Verschluss des Fransentrichters (b). Verwachsungen zwischen Eileiter und Eierstock und zur Beckenwand hin können den Abnahmemechanismus des Eies von der Eierstockoberfläche stören (c). Der gesunde Eileiter ist durchgängig und frei beweglich (a), sodass sich hier Ei- und Samenzellen treffen können.

Hinweis

Risiko durch Spirale

Die Verwendung der Spirale birgt ein erhöhtes Risiko in sich, an einer Eileiterentzündung zu erkranken. Wenn Sie irgendwann noch einmal Kinder haben möchten, ist es empfehlenswert, dass Sie auf eine andere Art verhüten.

Die Eileiterentzündung macht sich bemerkbar, indem neben Fieber, Schmierblutungen und eitrigem Ausfluss aus der Scheide wechselnd starke Schmerzen im Unterbauch auftreten, die beim Geschlechtsverkehr oft an Intensität zunehmen. Nur wenn die Eileiterentzündung frühzeitig erkannt und eine sofortige Behandlung eingeleitet wird, können die Folgeschäden, an deren Ende meist Unfruchtbarkeit steht, vermieden werden. Bei großer sexueller Aktivität gibt die Verwendung eines Kondoms noch die größte Sicherheit, sich vor den unliebsamen Folgen dieser Entzündung zu schützen.

Chlamydieninfektionen – was ist das?

Chlamydien sind bakterielle Krankheitserreger, die fast nur sexuell übertragen werden. Bei Frauen führen sie zu Eileiterentzündungen, beim Mann rufen sie Entzündungen in den ableitenden Samenwegen hervor (siehe S. 48). Sterilität ist dann die Folge. Chlamydien wurden erstmals mit Hilfe spezieller Nachweisverfahren bei Frauen entdeckt, die eine Eileiterentzündung durchgemacht hatten. Es wird geschätzt, dass es in der Bundesrepublik mehr als 300 000 Chlamydieninfektionen pro Jahr gibt. Ungefähr jede zwölfte Infektion führt zu einer Eileiterentzündung.

Endometriose

Bei einer Endometriose siedelt sich Gebärmutterschleimhaut ortsfremd irgendwo im Körper an, also außerhalb der Gebärmutterhöhle. Endometrioseherde finden sich etwa in den Eierstöcken, in den Eileitern, auf oder im Darm, in der Harnblase oder in Operationsnarben (siehe Abb. 18).

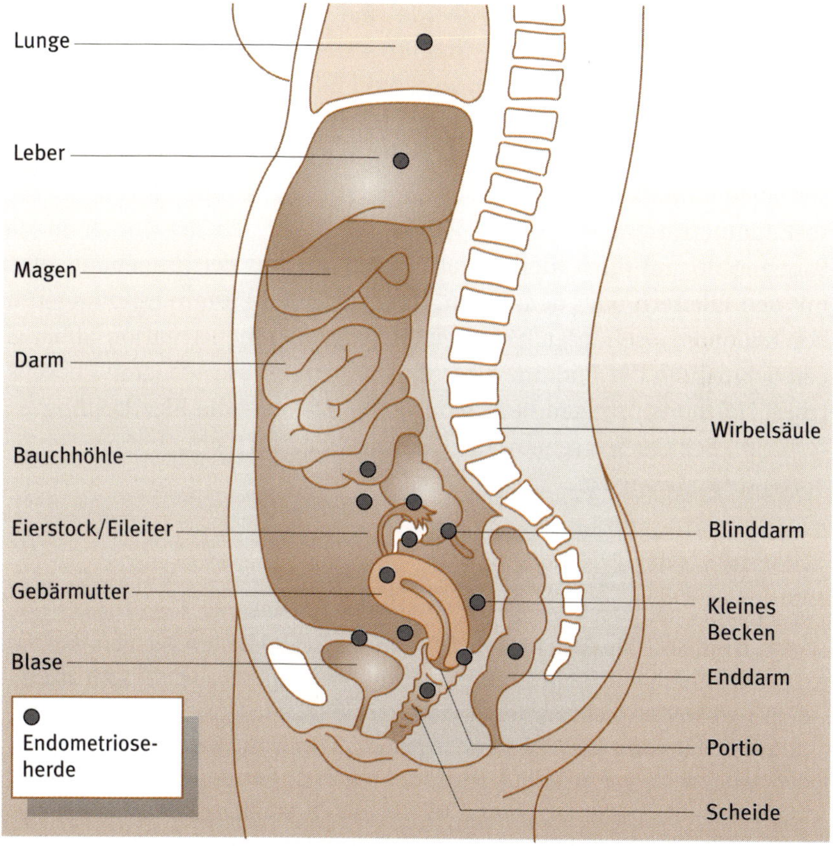

Abb. 18: Typische und häufige Lokalisationsorte von Endometrioseherden finden sich im Bereich des Bauchfelles, in den Eierstöcken, in den Eileitern und in der Gebärmutterwand.

Ihre Beschwerden können folgende sein:

- Sie haben regelmäßig mehr oder minder starke Schmerzen während der Periode. Die Schmerzen setzen dabei 1–2 Tage vorher ein, steigern sich am 1. Tag der Periode und lassen in den folgenden Tagen dann allmählich nach.
- Ihre Periodenblutungen sind meist verstärkt und verlängert.
- Beim Geschlechtsverkehr empfinden Sie häufig Schmerzen.

Die versprengten Endometrioseherde sind in gleicher Weise funktionsfähig und durch die Östrogene und Progesteron stimulierbar wie die Gebärmutterschleimhaut. Folglich wird das Endometriosegewebe auch dort zyklisch auf- und abgebaut. Da bei der Menstruation das abgestoßene Gewebe in den Endometrioseherden nicht durch die Scheide nach außen abfließen kann, können sich mit Blut gefüllte Zysten entwickeln. Da diese Endometriosezysten leicht platzen, entleert sich der Inhalt in die Bauchhöhle und führt hier zu Verwachsungen mit der Umgebung, etwa mit den Eileitern oder dem Darm. Die zyklischen Blutansammlungen in den Endometrioseherden bedingen die typischen menstruationsabhängigen Schmerzen der Endometriose im Unterbauch. Ferner kann Endometriose Hormonstörungen bedingen, in der Art, dass die Eizellreifung unterbleibt. Schließlich scheint die Endometriose auch eine höhere Fehlgeburtsrate zu bewirken.

Wie entsteht Endometriose?

Wie es zur Endometriose kommt, ist nicht genau bekannt. Eine Theorie besagt, dass kleinste Stücke von Gebärmutterschleimhaut mit dem Menstrualblut durch die Eileiter in die Bauchhöhle gelangen, wo sie sich ansiedeln und weiterwachsen. Gebärmutterschleimhaut kann auch durch chirurgische Eingriffe (z. B. Kaiserschnittoperation) in die Bauchhöhle oder in die Bauchdecke verschleppt werden. Es gibt sogar Berichte über Endometrioseherde in der Lunge und im Gehirn. Vermutlich können Zellen der Gebärmutterschleimhaut auf dem Blutwege dorthin gelangen. An Beschwerden gaben die betroffenen Frauen blutigen Auswurf beziehungsweise starke Kopfschmerzen an, die immer zum Zeitpunkt der Menstruationsblutung auftraten.

Etwa 10–15 Prozent aller Frauen leiden unter Endometriose, und sie scheint in der Stadt häufiger vorzukommen als auf dem Land. Infolge der frühzeitig einsetzenden Verwachsungsvorgänge und Hormonstörungen geht die Endometriose in 20–30 Prozent der Fälle mit Sterilität einher.

Die Endometriose kann sich spontan zurückbilden, nicht weiterwachsen oder – wie in den meisten Fällen – fortschreiten. Unter Berücksichtigung des Schweregrades, der Aktivität und des Kinderwunsches wird ein individueller Behandlungsplan aufgestellt. Die Therapie erfolgt durch die Gabe von Medikamenten und durch operative Eingriffe, die einzeln oder kombiniert durchgeführt werden. Durch die verabreichten Medikamente (S. 154 f,) werden die Endometrioseherde »ausgebrannt« und funktionslos gemacht. Da sie dadurch ihre Ansprechbarkeit auf die Sexualhormone verlieren, kommt der Prozess zur Ruhe. Solche Medikamente sind: Gestagene, Hormone, die die Hirnanhangsdrüse hemmen (Gonadotropinhemmer) und Agonisten des im Zwischenhirn gebildeten Freisetzungshormons (GnRH-Agonisten, siehe S. 156). Operativ werden Verwachsungen gelöst und größere Endometrioseherde und -zysten entfernt. Die Chance, nach einer Behandlung schwanger zu werden, sind dann mit bis zu 70 Prozent recht günstig.

Der Gebärmutterhalsschleim (Zervixsekret)

Der Gebärmutterhals spielt bei dem Transport der Spermien aus der Scheide in die Eileiter eine wichtige Rolle. Dabei kommt dem Gebärmutterhalsschleim oder Zervixsekret eine besonders große Bedeutung zu (siehe S. 30, 57).

Den Hauptanteil des Zervixschleims bildet das Muzin. Wird das Muzin unter dem Elektronenmikroskop betrachtet, ist deutlich seine Feinstruktur, die sich in Abhängigkeit vom hormonellen Zyklus verändert, sichtbar. Die einzelnen Fäden des Muzins sind untereinander verbunden und bilden ein Netzwerk. Nur um den Eisprung herum sind die Maschen dieses Netzes so weit auseinander gezogen, dass die Spermien diese durchdringen und den Gebärmutterhalskanal in Richtung Eileiter passieren können. In der übrigen Zeit des Zyklus sind die Maschen so eng zusammengezogen, dass die Spermien darin hängen bleiben. (siehe Abb. 19).

Dies macht deutlich, dass anatomische oder entzündliche Veränderungen im Bereich des Gebärmutterhalses dem Zustandekommen einer Schwangerschaft entgegenstehen. Das kann der Fall sein, wenn der Gebärmutterhalskanal narbig verengt ist, wie dies manchmal nach einer Operation am Gebärmutterhals (z. B. Konisation) auftreten kann, oder

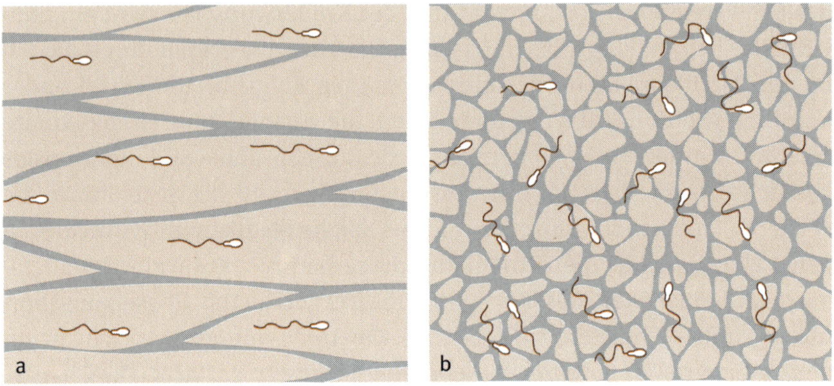

Abb. 19: Die Mizellenstruktur des Zervixschleims.
a) Zum Zeitpunkt des Eisprunges herrschen optimale Voraussetzungen. Die Maschen sind weit. Die Spermien können mühelos hindurch weiterwandern.
b) Außerhalb der Zeit des Eisprunges sind die Maschen so eng, dass die Spermien diese nicht passieren können.

wenn Infektionen bestehen. Ihr Zervixsekret wird deshalb mikrobiologisch untersucht werden, um festzustellen, ob eine Infektion mit Pilzen, Chlamydien oder Trichomonaden vorliegt. In der Regel ist dann auch die Scheide mitentzündet. Es kann aber auch sein, dass durch eine Hormonstörung die Schleimqualität schlecht ist oder dass sich im Zervixschleim Antikörper befinden, die die Samenzellen Ihres Partners befruchtungsunfähig machen. Auch in diesem Fall gelangen die Samenzellen nicht in die Eileiter (immunologische Ursachen der Kinderlosigkeit, siehe S. 88 f.).

Seltene organische Ursachen

Relativ seltene organische Ursachen, welche die Fruchtbarkeit vermindern, sind angeborene Fehlbildungen im Bereich des Gebärmutterkörpers, wie beispielsweise eine mit einer Trennwand versehene Gebärmutterhöhle (sog. Uterus bicornis). Auch Myome können das Zustandekommen einer Schwangerschaft verhindern oder Ursache einer Fehlgeburt sein. Die Diagnose lässt sich durch Ultraschall (S. 120 ff.) und durch die Gebärmutterspiegelung (S. 129 ff.) einfach stellen.

Organische Ursachen der Sterilität beim Mann

Die Gründe, warum sich in einer Partnerschaft der erhoffte Nachwuchs nicht einstellt, liegen – statistisch – zu etwa 40 Prozent bei dem Mann. Es ist wichtig, die männliche Zeugungseinschränkung oder -unfähigkeit deutlich von der männlichen Potenz, d. h. der Fähigkeit, mit der Partnerin schlafen zu können und einen Samenerguss zu haben, abzugrenzen. Zeugungsunfähigkeit hat mit Impotenz nicht das Geringste zu tun. Ein Mann, der einen Samenerguss hat, ist nicht immer auch schon zeugungsfähig, während ein impotenter Mann durchaus zeugungsfähig sein kann.

Mögliche männliche Sterilitätsursachen

Störungen der Samenbildung

- ungeklärt
- anlagebedingt (Sertoli-Cell-Only-Syndrom)
- Krampfadern der Venen im Hodensack (sog. Varikozele)
- Verletzungen, Unfälle
- Medikamente, Hitze, Nikotin, Pestizide, Strahlen

Störungen der Hormonproduktion

- Infektionen
- Chromosomenanomalien
- Gefäßverletzungen, Durchblutungsstörungen
- Blutzuckerkrankheit
- Tumoren

Transportstörungen der Samenwege

- Verletzungen, Operationsfolgen, z. B. nach Leistenbruch oder Sterilisationsoperationen
- Entzündungen
- Missbildungen

Die männliche Zeugungseinschränkung beruht überwiegend auf Störungen der Hodenfunktion. Das kann heißen, dass in den Hodenkanälchen nur wenige oder gar keine Samenzellen gebildet werden oder dass die Hormonproduktion in den Hodenzwischenzellen nicht richtig funktioniert. In etwa 15 Prozent der Fälle liegen Transportstörungen in den ableitenden Samenwegen vor. Die Samenzellen werden zwar in ausreichender Menge im Hoden gebildet, gelangen bei der Ejakulation jedoch nicht in den Körper der Frau, weil die Samenwege aus irgendeinem Grund blockiert sind. Diese Situation ist in etwa mit dem Verschluss der Eileiter bei der Frau vergleichbar. Ist die Harnröhre als Folge einer Entzündung verschlossen, kann die Ejakulation in die Harnblase des Mannes erfolgen (sog. retrograde Ejakulation). Eine retrograde Ejakulation ist auch bei der Blutzuckerkrankheit (Diabetes) zu beobachten.

Varikozele (Krampfadern im Hodensack)

Als Varikozele wird eine hochgradige Erweiterung und Schlängelung des Venengeflechts im Hodensack bezeichnet. Normalerweise fließt das venöse Blut aus den Hoden in die Bauchhöhle zurück. Wenn nun die Venenklappen aus irgendeinem Grunde nicht richtig schließen, staut sich im Stehen das Blut in den Hodenvenen zurück. Es kommt zur Krampfaderbildung. In Rückenlage kann das Blut dann wieder abfließen.

Da eine Varikozele meistens keine Beschwerden macht, wird sie oft nicht bemerkt oder übersehen. Treten Beschwerden auf, wird über ein schmerzhaftes Ziehen und ein Schweregefühl im Hoden geklagt. Die Varikozele kann jedoch die Zeugungsfähigkeit beeinträchtigen, indem die Spermaqualität durch eine gestörte Samenbildung im Hodengewebe dauerhaft herabgesetzt wird. Wie es dazu kommt, ist nicht genau bekannt. Es wird angenommen, dass der Hoden durch die Wärme, die beim Stau des Blutes entsteht, geschädigt wird. Vier von zehn Männern, die die Kinderwunsch-Sprechstunde aufsuchen, haben eine Varikozele.

Kommt zu der Varikozele auch noch eine schlechte Spermaqualität hinzu und bleibt der Kinderwunsch unerfüllt, sollte die Varikozele operativ beseitigt werden. Dabei wird die Hodenvene unterbunden oder verödet.

Der Operationserfolg ist meist verblüffend. Ein Viertel der behandelten Männer berichten, dass sie danach Kinder gezeugt haben. Allerdings müssen Sie manchmal auch Geduld aufbringen: es kann bis zu einem Jahr nach der Operation dauern, ehe sich der gewünschte Erfolg einstellt.

Hodenhochstand (Kryptorchismus)

Bei einer normalen Entwicklung wandern die Hoden aus der Bauchhöhle durch die beiden Leistenkanäle in den Hodensack, wo sie zum Zeitpunkt der Geburt angekommen sind. Bleiben die Hoden auf ihrem Weg in den Hodensack an einer Stelle liegen, z. B. in der Bauchhöhle oder in einem der Leistenkanäle, spricht man von einem Hodenhochstand. Wird diese Lageanomalie des Hodens nicht rechtzeitig erkannt und korrigiert, tritt eine nicht wieder zu behebende Schädigung des samenbildenden Gewebes ein. Unfruchtbarkeit ist die Folge.

Die Behandlung des Hodenhochstandes sollte so früh wie möglich durchgeführt werden, also bereits nach dem 1. Lebensjahr, um wirksam einer späteren Zeugungsunfähigkeit vorzubeugen. Bei einer Verlagerung des Hodens nach dem 10. Lebensjahr ist kaum noch mit einer intakten Samenbildung zu rechnen.

Sertoli-Zell-Syndrom

Sind in Ihrem Sperma keine Samenzellen vorhanden, ist es möglich, dass Sie unter dem Sertoli-Zell-Syndrom leiden. Es handelt sich dabei um ein anlagemäßiges Fehlen des Samen bildenden Gewebes in Ihren Hodenkanälchen. Die hormonelle Situation ist in Ordnung (siehe S. 135)

Chromosomenanomalien (Klinefelter-Syndrom)

Darunter wird eine Unterfunktion der Keimdrüsen verstanden. Ursache ist eine Chromosomenstörung. Und zwar liegt das X-Chromosom (siehe S. 60 f.) doppelt vor: Trisomie XXY. Die Hoden sind sehr klein, die typische männliche Behaarung fehlt und im Sperma finden sich gar keine oder nur ganz wenige Samenzellen. Im Blut sind die Testosteronwerte niedrig, die Hormone aus der Hirnanhangsdrüse hoch.

Mumps

Der Mumps (oder auch Ziegenpeter) ist eine an und für sich ungefährliche Viruserkrankung im Schulkindesalter. Wenn aber die Hoden ebenfalls betroffen sind, führt dies sehr häufig zu einer Schädigung der samenbildenden Hodenkanälchen. Diese lässt sich dann nicht mehr beheben. Unfruchtbarkeit ist die Folge.

Fieberhafte Infekte

Alle akut auftretenden fieberhaften Erkrankungen können die Fruchtbarkeit des Mannes beeinträchtigen, indem die Bildung der Samenzellen vorübergehend gehemmt wird. Aus diesem Grunde lassen Sie sich erst dann untersuchen, wenn Sie die Erkrankung überstanden haben. Es besteht sonst die Gefahr, dass durch das Ergebnis Ihre tatsächliche Spermaqualität verfälscht wird.

Sexuell übertragbare Krankheiten (Geschlechtskrankheiten)

Unter den Geschlechtskrankheiten ist die **Gonorrhoe** (Tripper) die bekannteste. Eine schwerwiegende Komplikation der Gonorrhoe ist die Zeugungsunfähigkeit, da die Samenwege von der bakteriellen Infektion befallen werden. Verkleben diese als Folge der Entzündung, werden die Samenzellen bei der Ejakulation nicht mehr ausgestoßen.

Die beste Vorsorge, wie für alle anderen Geschlechtskrankheiten auch, ist die konsequente Behandlung. Damit sollten Sie so früh wie möglich anfangen. Da die Krankheitserreger in diesen Fällen auch auf Ihre Partnerin übertragen werden, sollte diese stets mitbehandelt werden. Andernfalls kann die Entzündung bei jedem sexuellen Kontakt erneut aufflammen und heilt nicht ab.

Chlamydien sind bakterielle Krankheitserreger, die nahezu ausnahmslos sexuell übertragen werden (siehe S. 78). Wie jede andere genitale Infektion auch können Infektionen mit Chlamydien zu Entzündungen und Verschluss der Samenwege führen (Chlamydieninfektion der Eileiter siehe S. 76 f.).

Nicht zu heiß baden

Das Samen bildende Gewebe kann sowohl durch extreme Überhitzung als auch Unterkühlung in Mitleidenschaft gezogen werden. So wurde bei Männern, die in der Schwerindustrie an Hochöfen arbeiten, eine verminderte Spermienzahl beobachtet. Nicht auszuschließen ist, dass exzessives Saunieren die Zeugungsfähigkeit beeinträchtigt. Ein bis zwei wöchentliche Saunagänge schaden Ihnen sicher nicht. Diese werden sogar zusätzlich empfohlen, um Ihr Hormon- und Immunsystem zu stärken, ebenso wie morgendliche Warm-Kalt-Wechselduschen. Auch durch Überwärmung wie z. B. beim heißen Baden oder Tragen von eng anliegender Kleidung kann die Hodenfunktion geschädigt werden. Eine Besserung ist hier von der Dauer der Überwärmung abhängig.

Welche Medikamente beeinträchtigen die Zeugungsfähigkeit?

Viele Medikamente können die Zeugungsfähigkeit verschieden stark mindern: Sie stören die Erektionsfähigkeit, beeinträchtigen die Samenbildung, die Funktion der Nebenhoden und verschlechtern die Spermaqualität.

Solche Medikamente sind z. B.

- Bluthochdruckmittel,
- Herzmedikamente (Kardiaka),
- Beruhigungsmittel (Tranquilizer),
- Antidepressiva,
- Medikamente, die Sie zur Fettsenkung (Lipidsenker) einnehmen,
- Migräne- und Abmagerungsmittel,

- bestimmte Schmerzmittel (Antiphlogistika),
- Krebsmittel (Zytostatika).

Hinweis

Wenn die Sterilität nicht zu erklären ist

Es kann sein, dass Ihr Arzt oder Ihre Ärztin Ihnen keinen plausiblen Grund nennen kann, warum die Schwangerschaft auf sich warten lässt, obwohl Sie alle modernen diagnostischen Möglichkeiten ausgeschöpft haben. Sie erfahren, dass alles in Ordnung ist: Bei Ihnen beiden liegen normale Befunde vor. In dieser Situation wird von »nicht erklärbarer« oder auch »funktioneller Sterilität« gesprochen, deren Häufigkeit mit bis zu 30 Prozent angegeben wird. Nicht selten verbergen sich psychische Störungen dahinter (siehe S. 66 ff.).

Immunologische Ursachen

Manchmal kommt es vor, dass das Abwehrsystem der Frau die Samenzellen des Mannes als Fremdkörper ansieht. Es werden dann Antikörper gebildet, die gegen die Samenzellen gerichtet sind und diese befruchtungsunfähig machen. Es besteht dann also eine Unverträglichkeit gegenüber dem Sperma Ihres Partners. Diese Antikörper zirkulieren entweder im Blut der Frau oder sind lokal im Schleim des Gebärmutterhalses vorhanden.

Aber auch der Mann kann Antikörper gegen seine eigenen Spermien bilden und deshalb zeugungsunfähig sein. Dies ist immer dann der Fall, wenn das Immunsystem die Spermien nicht als körpereigen anerkennt. Solche Immunprozesse können beispielsweise durch Entzündungen oder Verletzungen in Gang gesetzt werden.

Die Behandlung der immunologischen Sterilität ist problematisch. Wenn die Antikörper ausschließlich im Zervixschleim lokalisiert sind, ist es hilfreich, das Sperma des Mannes direkt in die Gebärmutterhöhle einzubringen (sog. intrauterine Insemination, siehe S. 169). Bei dieser Behandlungsmethode wird das Sperma zuvor in einer besonderen Nährlösung gewaschen. Bei dem Waschvorgang werden die Substanzen entfernt, die die Fremdkörpereigenschaft der Spermien ausmachen.

Werden dagegen hohe Konzentrationen von Sperma-Antikörpern im Blut nachgewiesen, kann als letzte Behandlungsmöglichkeit die Befruchtung außerhalb des Mutterleibes, die so genannte In-vitro-Fertilisation (siehe S. 176 ff.) versucht werden. Hierbei findet die Vereinigung von Ei- und Samenzellen außerhalb des Körpers statt. Das Abwehrsystem der Frau wird umgangen, indem die Samenzelle quasi in der Eizelle verpackt in den Körper der Frau gelangt. Die befruchtete Eizelle wird in die Gebärmutter zurückübertragen. Da diese von dem Abwehrsystem der Frau als ein Teil von ihr selbst erkannt wird, bleibt die Antikörperbildung aus.

Welche Rolle spielen Umwelteinflüsse?

Zahlreiche Forschungsergebnisse, Untersuchungen und Beobachtungen deuten darauf hin, dass Umweltchemikalien und -schadstoffe die Fruchtbarkeit beeinträchtigen. Nahezu täglich erfahren wir in den Medien von neuen chemischen Substanzen, die den Körper in irgendeiner Weise schädigen, Krankheiten auslösen und Entwicklungs- und Fortpflanzungsstörungen hervorrufen sollen.

Umweltchemikalien

Die stetige Verschlechterung der Spermaqualität in den letzten 50 Jahren soll mit der Umweltbelastung durch Chemikalien (DDT, PCB) zusammenhängen, ebenso wie die im gleichen Zeitraum beobachtete Zunahme von Störungen der Entwicklung und Funktion männlicher Geschlechtsorgane wie Hodenhochstand und Harnröhrenspalten. In Gebieten mit starker Umweltbelastung werden häufiger Fehlgeburten registriert. Auch der Zusammenhang zwischen Umweltgiften und der Zunahme von Hoden- und Brustkrebs wird diskutiert.

Der Mensch ist ständig und überall einer Fülle von giftigen Substanzen ausgesetzt. Diese werden über die Atmung, die Nahrung oder im unmittelbaren Kontakt über die Haut aufgenommen. Von etwa 100 Umweltchemikalien werden hormonartige Wirkungen vermutet. Sie wirken wie das weibliche Geschlechtshormon Östrogen, greifen in das Hormonsystem ein und beeinträchtigen die komplexe hormonelle Regulation im Körper oder setzen die körpereigene Hormonwirkung herab.

Folgende Umweltchemikalien haben eine Hormonwirkung:

- Pestizide: Sie sind in zahlreichen Schädlingsbekämpfungsmitteln enthalten und wirken als schwache Östrogene. Die DDT (Dichlordiphenyltrichlorethan)-Belastung ist trotz des Verbotes seit 1978 nach wie vor am höchsten.
- Dioxine: Sie entstehen als Verbrennungsprodukte chlorhaltiger Verbindungen, beispielsweise bei der Müllverbrennung.
- Polychlorierte Biphenyle (PCBs): Diese sind zwar seit 1978 in Deutschland verboten, stellen aber aufgrund ihrer Langlebigkeit und der Verwendung in geschlossenen Systemen nach wie vor ein Umweltproblem dar. PCB wurde als Isolierflüssigkeit, Hydrauliköl und Weichmacher für Dichtungsmassen eingesetzt.
- Alkylphenole: Das sind Industriechemikalien, die in Reinigungsmitteln, Farbstoffen, Kosmetika, Pestiziden oder Kunststoffdispersionen eingesetzt werden.
- Phtalate: Diese sind als Weichmacher z. B. in Lebensmittelverpackungen enthalten, wie auch z. B. Bisphenol.

Bezüglich der möglichen gesundheitsschädigenden Folgen sind der Zeitpunkt, wann der Organismus diesen Fremdsubstanzen ausgesetzt war oder ist, sowie die Dauer der Einwirkung wichtig. Besonders kritisch ist dies natürlich in der frühkindlichen Phase im Mutterleib und in der Kindheit. So wurden nach der Einnahme des künstlich hergestellten Östrogens Diethylstilböstrol (DES), das von 1941 bis 1971 in den USA zur Verhütung von Schwangerschaftskomplikationen eingesetzt wurde, vermehrt Missbildungen, Tumore in den Geschlechtsorganen und verminderte Fruchtbarkeit bei den Nachkommen festgestellt.

Schwermetalle

Auch die Schwermetalle Blei, Cadmium und Quecksilber werden in Zusammenhang mit verminderter Fruchtbarkeit gebracht. Eine starke Belastung und Anreicherung dieser Umweltschadstoffe soll häufiger zu schweren Hormon- und Zyklusstörungen, Fehl- oder Frühgeburten, Chromosomenveränderungen und einer Verschlechterung der Spermaqualität führen.

- Blei ist z. B. in Farben, Treibstoffen und in Abgasen enthalten. In der Industrie kommt es im Druckereigewerbe und in der Galvanotechnik zum Einsatz. Nahrungsmittel (Obst, Gemüse), die in Ballungsgebieten angebaut werden, können bleibelastet sein. Im Haushalt kommen Keramikgeschirr oder Bleiglas als Bleiquelle in Frage.

- Cadmium findet sich in höheren Konzentrationen in der Nahrung, z. B. in bestimmten Fischsorten (Schellfisch) oder in Rind- und Schweineleber. Cadmiumbelastet können auch Frauen in technischen Berufen sein. Auch Raucherinnen und Raucher nehmen vermehrt Cadmium auf.

- Quecksilber wird hauptsächlich am Arbeitsplatz bei der Batterie- und Thermometerherstellung, der Leuchtstofffabrikation, in der Landwirtschaft oder der Zahnarztpraxis aufgenommen und findet sich z. B. in Holzschutzmitteln und in Unkrautvernichtungsmitteln. Vermehrt quecksilberbelastet sind auch bestimmte Fischsorten (Thunfisch, Meeresfrüchte).

Das in Zahnfüllungen verwendete Amalgam enthält anorganisches Quecksilber, das ungiftig ist. Durch Bakterien im Mund wird dieses dann in giftige organische Quecksilbersalze umgewandelt und vom Körper aufgenommen. Bei Frauen mit Zahnfüllungen aus Amalgam wurden Quecksilberbelastungen gemessen, die doppelt so hoch waren wie bei Frauen ohne Amalgamfüllungen.

Leben Sie umweltbewusst, ohne sich verrückt zu machen

Wenn Sie in einer stark schwermetallbelasteten Gegend leben, ist es sinnvoll, Ihre persönliche Belastung mit diesen Substanzen bestimmen zu lassen. Wird eine erhöhte Belastung bei Ihnen festgestellt, kommt eine Entgiftungsbehandlung in Frage (siehe S. 143). Allerdings sind sich die Wissenschaftler darüber einig, dass die Daten zur Wirkung der Umweltbelastung auf die Entwicklungs- und Fortpflanzungsvorgänge beim Menschen oft widersprüchlich sind und noch viele Fragen aufwerfen. Mit anderen Worten: Leben Sie umweltbewusst, indem Sie belastete Quellen möglichst meiden, aber machen Sie sich nicht verrückt, indem Sie die Gefährlichkeit der Umweltbelastung überschätzen.

Alkohol, Koffein und Nikotin

Dass der Konsum größerer Mengen Alkohol, Koffein und Nikotin der Fruchtbarkeit nicht zuträglich ist, dürfte allgemein bekannt sein.

Alkohol

Bei übermäßigem Alkoholkonsum über einen längeren Zeitraum hinweg nimmt bei Frauen die Konzentration der Sexualhormone ab und der Menstruationszyklus wird gestört. Außerdem erlöscht die Eierstocksfunktion vorzeitig. Bei Männern schrumpfen die Hoden und es kommt zu Störungen der Samenzellbildung.

Ob gelegentlicher Alkoholgenuss die Empfängnis beeinträchtigt, wurde in einer dänischen Studie untersucht. Dabei zeigte sich eindeutig: Je mehr Alkohol die künftige Mutter zu sich nahm, desto geringer war die Wahrscheinlichkeit, dass sie schwanger wurde – im Verhältnis zu den Frauen, die keinen Alkohol tranken. Der Alkoholkonsum der künftigen Väter wirkte sich dagegen nicht nachteilig auf die Schwangerschaftsrate aus. Frauen, die sich unbedingt ein Kind wünschen, sollten daher besser auch auf geringe Mengen Alkohol verzichten.

Koffein

Der Genuss von koffeinierten Getränken wie Kaffee, Cola oder Tee wirkt sich ungünstig auf die Wahrscheinlichkeit einer Schwangerschaft aus. Außerdem treten mehr Fehlgeburten auf und das Wachstum des Kindes kann beeinträchtigt werden. Ab einer Tagesdosis von 300 mg Koffein wird es kritisch. Bis zu 2 Tassen Kaffee oder Schwarztee schaden nicht. Wichtig zu wissen ist, dass durch Koffein die Wirkung anderer Genussgifte verstärkt wird.

Nikotin

Im Zigarettenrauch sind bekanntlich etliche Schadstoffe enthalten. Raucherinnen sind häufiger unfruchtbar als Nichtraucherinnen und kommen meist 4–5 Jahre früher in die Wechseljahre. Sie erkranken außerdem häufiger an Eileiterentzündungen, die zum Eileiterverschluss (siehe S. 76 f.) führen können. Des Weiteren soll bei ihnen das Risiko für Eileiterschwangerschaften erhöht sein und die Fehlgeburtenrate ansteigen, und sie gebären meist untergewichtige Kinder. Bei Männern, die rauchen, ist die Spermamenge geringer, die Überlebensdauer der Spermien kürzer und die Beweglichkeit der Samenzellen schlechter.

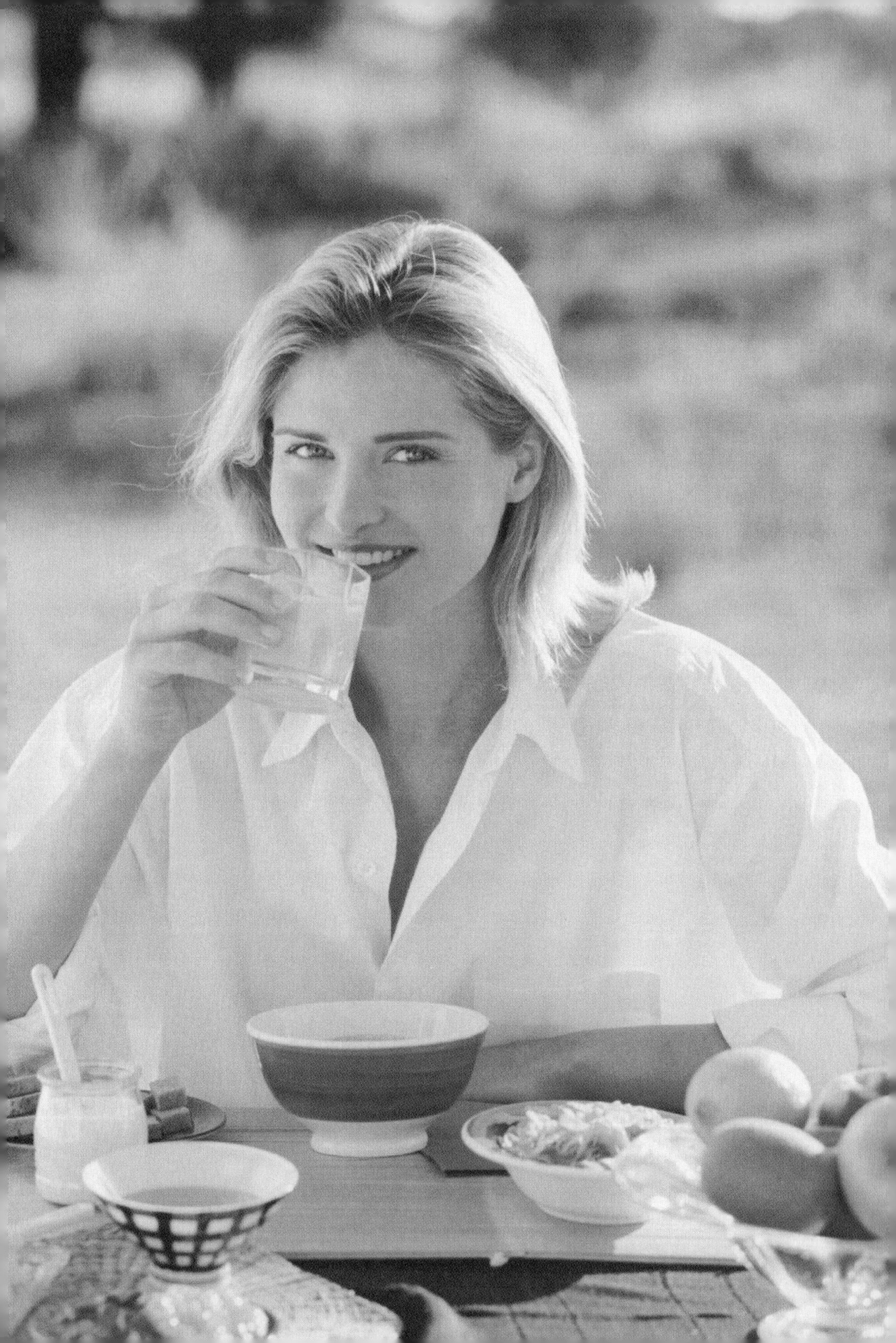

Was können wir selber dazu beitragen, dass es klappt?

Was Sie selber tun können, um die Chancen für eine Schwangerschaft zu erhöhen? – Leben Sie glücklich und gesund und lassen Sie alles sein, was Ihrer Seele und Ihrem Körper schaden könnte. Das ist leicht gesagt. Vorschläge, wie Sie das vielleicht verwirklichen können, finden Sie auf den folgenden Seiten.

Vermeiden Sie beruflichen und privaten Stress jeder Art

Wie bereits erwähnt, ist Stress ein Faktor, der wesentlich dazu beitragen kann, dass Ihr Wunsch nach einem Kind bisher nicht in Erfüllung gegangen ist. Deshalb sollten Sie in all Ihren Lebensbereichen möglichst frei von Stress sein.

Genießen Sie mit Ihrem Partner das Leben

Leben Sie eine harmonische, partnerschaftliche Beziehung. Schlafen Sie nur miteinander, wenn Ihnen danach ist, nicht nach dem Terminkalender. Haben Sie spontanen guten Sex. Er trägt zu Ihrem seelischen und körperlichen Wohlbefinden bei. Ihr Immunsystem wird auf Touren gebracht, Glückshormone (Endorphine) zirkulieren in höheren Konzentrationen im Blut.

Hören Sie Ihrem Partner aufmerksam zu, sprechen Sie offen über alles mit ihm, respektieren Sie seine Meinung, seien Sie ihm gegenüber loyal, üben Sie sich in solidarischer, konstruktiver Kritik. Das Gefühl, verstanden zu werden, lässt Vertrautheit entstehen. Genießen Sie gemeinsam mit Ihrem Partner Ihre Freizeit, indem Sie das tun, was Ihnen Freude macht: Besuchen Sie Theater, gehen Sie in die Oper oder ins Kino, reisen Sie, hören Sie schöne Musik, lesen Sie, treffen Sie sich oft mit guten Freundinnen und Freunden, kommunizieren Sie viel oder gönnen Sie sich andere schöne Sachen, die Sie erfreuen.

Ärgern Sie sich nicht am Arbeitsplatz, seien Sie kein »workaholic« und nehmen Sie auch keine Arbeit mit nach Hause.

Halten Sie sich fit

- Halten Sie sich körperlich fit mit Wandern, Jogging, Fahrradfahren, Gymnastik, Schwimmen, Ballspielen, Reiten, Aerobic, Bauchtanz etc. Auch dadurch werden Glückshormone (Endorphine) freigesetzt. Aber: Treiben Sie nicht zu viel Sport, denn Hochleistungssport kann zu Hormonstörungen führen (siehe S. 76). Das männliche Geschlechtshormon Testosteron wird dann vermehrt ausgeschüttet.
- Halten Sie sich viel im Freien auf. Bei zu wenig Tageslicht und langem Arbeiten bei künstlicher Beleuchtung oder Nachtarbeit setzt Ihre Zirbeldrüse vermehrt Melatonin frei. Durch einen Überschuss dieses Hormons wird die Bildung des Eisprung auslösenden Hormons LH (siehe S. 24, 119) gesenkt.
- Sorgen Sie für ausreichenden Schlaf, 7–8 Stunden täglich.
- Trinken Sie wenig oder – besser – gar keinen Alkohol. Schränken Sie Ihren Koffeinkonsum ein: 2 Tassen Kaffee oder Schwarztee täglich sind gestattet (siehe S. 93).
- Ernähren Sie sich gesund mit einer ausgewogenen und vitaminreichen Kost: Essen Sie viel Gemüse und Obst. Meiden Sie fetthaltige Nahrung.
- Streben Sie Ihr Normalgewicht an. Übergewicht, aber auch extreme Untergewichtigkeit, kann zu Hormonstörungen führen und dadurch die Fruchtbarkeit beeinträchtigen.

Rechenbeispiel

So ermitteln Sie Ihr Normalgewicht

Mithilfe Ihres Körpermassenindex (Body-Mass-Index, BMI) können Sie Ihr Normalgewicht ermitteln: Sie teilen Ihr Körpergewicht durch Ihre Körperlänge zum Quadrat.

Beispiel: Sie wiegen 58 Kilogramm und sind 1,63 Meter groß. Dann haben Sie einen BMI von: 58 kg geteilt durch 1,63 zum Quadrat, das sind 21,83 kg/m^2. Normal ist ein BMI von 20–24,9. Liegt Ihr BMI zwischen 25 und 29,9, sind Sie mäßig, zwischen 30 und 40 deutlich und über 40 extrem übergewichtig.

- Hören Sie auf zu rauchen oder begrenzen Sie es wenigstens auf ein Minimum. Nikotin führt zu Störungen der Eierstocksfunktionen und setzt die Beweglichkeit der Samenzellen herab (siehe S. 93).
- Gehen Sie regelmäßig zu den Vorsorgeuntersuchungen und Impfaktionen (Kinderlähmung, Röteln, Wundstarrkrampf, Hepatitis A und B etc.). Krankheiten werden so früh erkannt oder vermieden.
- Nehmen Sie nur Medikamente ein, die der Arzt Ihnen verordnet hat.

Wie Sie Ihr Gewicht normalisieren

(Bearbeitet von Frau Zwolinski, Leiterin der Diätküche der Städtischen Kliniken Esslingen a. N.)

Regeln:

- Wenn Sie mehr essen, als der Körper benötigt, führt das zu Übergewicht.
- Die Ernährungsbehandlung ist die wichtigste therapeutische Maßnahme bei Übergewicht, die durch nichts ersetzt werden kann. Ihre Kalorienzufuhr muss unter dem Normalbedarf liegen.
- 1 kg Körperfett liefert dem Organismus 7000 Kalorien = 29 288 Joule!
- Wenn Sie täglich 1000 Kalorien einsparen (z. B. anstatt 2000 Kalorien verzehren Sie nur 1000 Kalorien täglich), so benötigen Sie circa 7 Tage, um 1 kg Körperfett abzubauen.
- Die Normalisierung des Körpergewichtes erhöht das Wohlbefinden und die Leistungsfähigkeit. Körperliche Bewegung hilft, Kalorien zusätzlich zu verbrauchen, und ist gesund.
- Gewicht verlieren heißt Gesundheit gewinnen.
- Haben Sie Geduld!

Tipps zum Abnehmen:

- Sagen Sie selber »Ja« zur Gewichtsreduktion und lassen Sie sich nicht durch andere von Ihren guten Vorsätzen abbringen.
- Kontrollieren Sie Ihre Nahrungsaufnahme genau, indem Sie aufschreiben, was, wie viel und wann Sie essen, und berechnen Sie den Kaloriengehalt Ihres Tagesplanes.

- Bevorzugen Sie Nahrungsmittel, die einen hohen Sättigungswert haben (Gemüse, Salate, Vollkornbrot), gegenüber kalorienreichen Nahrungsmitteln (Zucker, fettreiche Gerichte, Nüsse).

Iss das Richtige!

- 5 kleine Mahlzeiten sind besser als 3 große Hauptmahlzeiten mit der gleichen Kalorienzahl.
- Kaufen Sie gezielt nach einem Einkaufszettel ein. Lassen Sie sich nicht zu größeren Einkäufen verführen.
- Bevorzugen Sie fettsparende Garmethoden: Kochen, Dämpfen, Grillen, Garen in beschichteten Pfannen, in Alufolie oder in der Brathülle.
- Richten Sie Ihr Essen gleich in der Küche appetitlich auf einem nicht zu großen Teller an – das sieht nach mehr aus.
- Essen Sie immer nur am gedeckten Tisch und beschäftigen Sie sich nicht noch zusätzlich mit etwas anderem.
- Essen Sie langsam und kauen Sie gut.
- Meiden Sie Zucker. Zucker macht hungrig!
- Brot: Alle dunklen Brotsorten sind günstig, z. B. Vollkornbrot, Leinsamen, Graham, Mischbrot, Knäcke in vorgeschriebener Menge.
- Obst: Alle Früchte sind erlaubt in roher Form, gekocht ohne Zuckerzusatz.
- Gemüse: Alle Sorten sind erlaubt in reichlicher Menge als Rohkost, Salat mit wenig Öl oder Jogurt, oder Gemüse – gedämpft, gedünstet oder gekocht mit sehr wenig Fettzugabe. Keine Hülsenfrüchte, Dicke Bohnen, wenig Erbsen.
- Gewürze: Sofern keine andere ärztliche Verordnung vorliegt, sind alle Kräuter und Gewürze erlaubt, z. B. Zwiebeln, Knoblauch, Paprika, Pfeffer, Curry, Ingwer, Muskat, Majoran, Kümmel, Sellerie, Dill, Petersilie, Schnittlauch, Senf, Essig.
- Vorsicht vor Alkohol. Alkohol hat Kalorien!
- Trinken Sie reichlich, aber nur Mineralwasser, Kräutertees, Grünen oder Schwarzen Tee ohne Zucker und Milch. Wenn es Kaffee sein muss, sollten Sie koffeinfreien nehmen.
- Belohnen Sie sich für Ihre Gewichtsabnahme, aber nie mit Essen oder kalorienhaltigen Getränken.

Ermitteln Sie Ihre fruchtbaren Tage ...

Der monatliche Zyklus der Frau wird durch die in den Eierstöcken gebildeten Hormone Östrogen und Progesteron reguliert. Und zwar so, dass die erste Zyklusphase bis zum Eisprung durch das Östrogen und die zweite Zyklusphase durch das Progesteron gesteuert wird (siehe Abb. 4 und S. 30 ff.).

... mithilfe der Aufwachtemperatur

Wird die Aufwachtemperatur, auch Basaltemperatur genannt, täglich über die gesamte Zyklusdauer gemessen, ergibt sich ein charakteristischer Kurvenverlauf (siehe Abb. 20). Diese Kurve drückt in ihrer zyklischen Temperatursenkung und -erhöhung die Wirkung der Sexualhormone auf die Körpertemperatur aus. Die Östrogene senken in der ersten Zyklushälfte die Basaltemperatur. Unter dem Einfluss des Progesterons nach dem Eisprung steigt die Körpertemperatur um 0,4–0,8 Grad Celsius in der zweiten Zyklushälfte an.

Der Zeitpunkt des Eisprungs, der normalerweise in der Mitte des monatlichen Zyklus erfolgt, kann aus der Basaltemperaturkurve an einem Temperaturtief kurz vor der Temperaturerhöhung vermutet werden.

Wie messen Sie richtig?

Nur die zuverlässige und richtige Messung der Morgentemperatur gibt Ihnen und Ihrer Ärztin wichtige Anhaltspunkte, um zu erkennen, ob die Hormonbildung in Ihren Eierstöcken normal abläuft oder ob vielleicht Hormonstörungen bestehen. Messen Sie Tag für Tag 3 Monate lang. Tragen Sie gewissenhaft jeden Morgen die Temperatur in Ihren Zykluskalender bzw. in das Kurvenblatt ein. Beachten Sie dabei folgende Punkte:

- Zur Messung Ihrer Aufwachtemperatur nehmen Sie ein normales Fieberthermometer oder ein Spezialthermometer, das es in der Apotheke zu kaufen gibt. Vordrucke zum Eintragen der Aufwachtemperatur erhalten Sie kostenlos in Apotheken oder von Ihrer Ärztin.

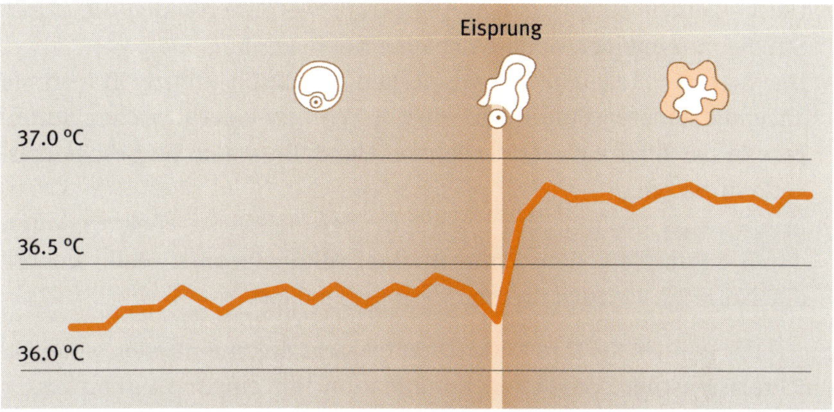

Abb. 20: Die Aufwach- oder Basaltemperaturkurve. Bei einem normalen Zyklus liegt die Aufwachtemperatur während der zweiten Zyklusphase um etwa 0,4 bis 0,8 Grad höher als in der ersten Zyklusphase (biphasischer Kurvenverlauf). Der Eisprung wird etwa 1 bis 2 Tage vor dem Temperaturanstieg vermutet und soll auf das Temperaturtief vor dem Anstieg (tiefster Kurvenpunkt) fallen. Ist es zu einer Schwangerschaft gekommen, bleibt die Temperatur erhöht. Bei ausgebliebener Befruchtung sinkt die Temperatur wieder ab.

- Benutzen Sie immer das gleiche Thermometer. Einen Thermometerwechsel tragen Sie in das Kurvenblatt ein.
- Messen Sie die Temperatur jeden Morgen unmittelbar nach dem Wachwerden, möglichst immer zur gleichen Uhrzeit. Abweichungen bis zu einer Stunde spielen keine Rolle. Eine spätere Messung führt ebenso wie vorheriges Aufstehen, körperliche Tätigkeit, Essen, Trinken oder Rauchen zu Ungenauigkeiten.

Schlagen Sie das Thermometer abends vor dem Zubettgehen herunter und legen Sie es auf Ihrem Nachttisch bereit.

- Messen Sie 5 Minuten lang im Darmausgang (After). Danach lesen Sie die Temperatur ab und tragen sie in das Kurvenblatt ein.
- Beginnen Sie mit der ersten Messung am ersten Blutungstag Ihrer Menstruationsblutung (= 1. Zyklustag), spätestens jedoch am Morgen nach dem Einsetzen Ihrer Blutung. Bei Eintritt der nächsten Monatsblutung nehmen Sie ein neues Kurvenblatt.

- Die einzelnen eingetragenen Temperaturwerte verbinden Sie durch Striche miteinander, so dass sich eine Kurve ergibt.
- Die Tage der Regelblutung vermerken Sie durch Kreuze. Tragen Sie auch alle anderen Blutungen, wie z. B. Schmier- oder Zwischenblutungen, in das Blatt ein. Vermerken Sie ebenfalls, wann Sie Geschlechtsverkehr hatten.
- Temperaturschwankungen werden beispielsweise hervorgerufen durch Schnupfen, fieberhafte Infekte, Alkoholgenuss, Medikamente u. a. Notieren Sie auch dies in Ihrem Kurvenblatt.

Einfacher können Sie Ihre Aufwachtemperatur dokumentieren, wenn Sie ein Präzisionsthermometer in Kombination mit einem Mikroprozessor verwenden (Bioself Plus). Auf der Grundlage der Basaltemperaturmessung wird dabei für jeden Zyklustag der individuelle Fruchtbarkeitsstatus berechnet und die fruchtbaren und unfruchtbaren Tage optisch angezeigt.

Was sagt Ihnen die Temperaturkurve?

Haben Sie Ihre Aufwachtemperatur anleitungsgemäß gemessen, können Sie am Kurvenverlauf den Termin des vermuteten Eisprungs annäherungsweise ablesen. Dabei ist wichtig zu wissen, dass sich aus dem Verlauf der Aufwachtemperatur der exakte Zeitpunkt des Eisprungs nicht voraussagen lässt. Bis heute ist es nämlich wissenschaftlich nicht geklärt, wann der Eisprung tatsächlich stattfindet. Es ist nicht bekannt, ob der Eisprung vor, an oder nach dem Tag stattfindet, den die Aufwachtemperatur vermuten lässt. Im Nachhinein lässt sich der erwartete Eisprung auf wenige Tage im Zyklus eingrenzen, wenn Sie davon ausgehen, dass Ihre zweite Zyklushälfte eine konstante Länge von 14 Tagen hat.

Rechenbeispiel

Wie Sie Ihre fruchtbaren Tage errechnen

Während der vergangenen sechs Monate hat Ihre kürzeste Zykluslänge 26 Tage und die größte Zykluslänge 32 Tage betragen. Ziehen Sie von 26 und 32 Tagen jeweils 14 Tage ab, so können Sie davon ausgehen, dass Ihre fruchtbaren Tage zwischen dem 12. und 18. Zyklustag liegen.

Wie Sie Ihre fruchtbaren Tage sonst noch ermitteln können

Die Schleimmethode

Der Gebärmutterhalsschleim wird durch den Einfluss der Sexualhormone zyklisch verändert (siehe S. 30,81). Während der fruchtbaren Tage ist die Schleimmenge deutlich vermehrt und der Schleim ist durchsichtig, dünnflüssig und spinnbar. In diesen so genannten feuchten Tagen der Frau stehen die Chancen, schwanger zu werden, besonders günstig (siehe Tab. 1).

Der »Mittelschmerz«

Versuchen Sie auch andere Veränderungen in Ihrem Körper wahrzunehmen, die im Verlauf des Menstruationszyklus auftreten können, wie zum Beispiel ein Spannungsgefühl in den Brüsten, Unterbauchschmerzen oder Blutungen aus der Scheide. Manche Frauen berichten, dass sie den Eisprung daran erkennen, dass sie zu dieser Zeit Unterbauchschmerzen haben. Dies ist das Phänomen des so genannten Mittelschmerzes (siehe S. 42). Alle diese Beobachtungen können Ihnen Hinweise auf die fruchtbaren Tage geben.

Die LH-Methode

Die Konzentrationsmessung des Eisprunghormons LH (luteinisierendes Hormon) ist eine äußerst zuverlässige und genaue Methode, mit der sich der Eisprung im Zyklus bis auf wenige Stunden, bevor er tatsächlich eintritt, voraussagen lässt (siehe S. 119). Die LH-Methode beruht auf der Erkenntnis, dass die Hirnanhangsdrüse (Hypophyse) das Eisprung auslösende Hormon 24–26 Stunden vor dem zu erwartenden Eisprung in größeren Mengen bildet und in den Körper ausschüttet. Dieser so genannte körpereigene Anstieg des luteinisierenden Hormons kündigt den bevorstehenden Eisprung ziemlich genau an (siehe S. 148).

Eisprungtests

In Apotheken können Sie Tests wie Clearplan oder YourTime kaufen, mit denen das Eisprunghormon LH im Urin immunochemisch nachgewiesen wird. Die Handhabung der Tests ist einfach, so dass Sie diese selbst zu

Tab. 1: Schleimstruktur und Empfängnisbereitschaft

Zyklusphase	Fruchtbarkeitsphase	Was ist zu sehen? (am Scheideneingang)	Beschaffenheit des Schleims	Was ist zu fühlen? (am Scheideneingang)
1. In der Periode 2. In der Phase nach dem Eisprung	Unfruchtbar	Kein Schleim	–	Trockenheit
In der Vor-Eisprung-Phase	Möglicherweise unfruchtbar	Geringe Absonderung von weniger fruchtbarem Schleim	Dickflüssig, zäh, weißlich oder milchig	Klebrig-feucht
Zurzeit des Eisprungs	Fruchtbar	Viel Absonderung von fruchtbarem Schleim	Dünnflüssig, durchsichtig, klar, spinnbar, fadenziehend, rosa oder braun mit Blut gemischt, wenn Schmierblutung	Gefühl von Nässe

Hause durchführen können: Während Ihrer fruchtbaren, feuchten Tage halten Sie die Spitze des Teststabes in den Urinstrahl. Der LH-Anstieg wird durch eine Verfärbung des Teststabes angezeigt. 24–26 Stunden später erfolgt dann der Eisprung. Es gibt auch ein kleines Gerät, das auf der Grundlage der LH-Konzentrationsmessung Ihre individuelle fruchtbare und unfruchtbare Phase elektronisch errechnet und anzeigt (Persona). Persona wird eigentlich zur Empfängnisverhütung eingesetzt, lässt sich aber natürlich auch »umgekehrt« nutzen. Um schwanger zu werden, schlafen Sie in der fruchtbaren Phase miteinander.

Was Sie sonst noch tun können ...

Lassen Sie eine Blutuntersuchung durchführen, damit festgestellt werden kann, ob bei Ihnen ein ausreichender **Rötelnschutz** besteht. Sind Sie nämlich noch nicht an Röteln erkrankt, sollten Sie sich vor Eintritt einer Schwangerschaft dagegen impfen lassen. Dabei ist zu beachten, dass Sie 2 Monate vor und 3 Monate nach der Rötelnschutzimpfung nicht schwanger werden sollten. Eine Rötelninfektion kann, wenn Ihr Körper keine schützenden Antikörper gebildet hat, Fehlbildungen bei Ihrem Kind hervorrufen. Diese werden verhindert, wenn ein ausreichender Antikörperschutz besteht, das heißt, wenn Sie bereits eine Rötelninfektion durchgemacht haben oder sich haben impfen lassen.

Vor Beginn einer Kinderwunschbehandlung sollte bekannt sein, ob Sie schon eine **Leberentzündung** (Hepatitis B) durchgemacht haben. Ihr Kind wird dann nach der Geburt geimpft, um eine kindliche Leberentzündung abzuwenden.

Auch sollten Sie wissen, ob Sie Antikörper gebildet haben gegen das Immunschwäche-Virus, das die **AIDS-Erkrankung** auslösen kann. Bei einer Infektion mit dem Virus sollten Sie von einer Kinderwunschbehandlung Abstand nehmen.

Lassen Sie außerdem abklären, ob Sie schon eine **Toxoplasmoseinfektion** durchgemacht haben. Dies erfolgt durch spezielle Blutuntersuchungen. Auch bei einer Erstinfektion mit Toxoplasmose kann im Falle einer Schwangerschaft der Erreger auf das Kind übergehen und dieses schädigen. Der Erreger ist ein Protozoon (Einzeller). Die Übertragung erfolgt durch eine so genannte Schmierinfektion bei direktem oder indirektem Kontakt mit infizierten Katzen. Eine weitere Infektionsquelle ist der Verzehr von rohem Fleisch infizierter Tiere, z. B. Tatar. Durch eine rechtzeitige Antibiotikabehandlung kann Schaden vom Kind abgewendet werden.

So können Sie sich auf den Arztbesuch vorbereiten

Ungewollte Kinderlosigkeit betrifft Sie immer gemeinsam als Paar. Nehmen Sie daher zum ersten Arztbesuch grundsätzlich Ihren Partner mit. Befanden oder befinden Sie sich derzeit in ärztlicher Behandlung oder sind Sie bereits wegen Ihres Kinderwunsches behandelt worden, nehmen Sie alle vorhandenen Unterlagen (Operationsberichte, Laborbefunde, Impfausweis, etc.) von sich und Ihrem Partner mit. Ihre Ärztin kann sich so anhand der Vorbefunde ein erstes Bild von Ihrer individuellen Situation machen. Sie wird dann unverzüglich die noch nötigen Untersuchungen organisieren und koordinieren können. Vielleicht kann sie Ihnen auch schon etwas über Ihre Erfolgsaussichten mitteilen.

Checkliste

Was Ihre Ärztin bzw. Ihr Arzt Sie alles fragen wird

Im ersten Gespräch werden Ihnen und Ihrem Partner eine Menge Fragen gestellt, die alle mit Ihrem unerfüllten Kinderwunsch zu tun haben. Sie sollten gerade in diesem Gespräch auch Antworten auf Fragen finden, die Ihnen besonders am Herzen liegen. Machen Sie sich deshalb schon vorher Gedanken darüber. Schreiben Sie diese am besten auf.

Damit Sie sich besser vorbereiten können, sind die wichtigsten Fragen im Folgenden aufgeführt und teilweise mit Kommentaren versehen.

Fragen, die speziell an die Frau gestellt werden:

1. Stehen oder standen Sie schon einmal wegen einer der folgenden Erkrankungen in ärztlicher Behandlung?

Schilddrüsenerkrankungen	ja	nein
Nebennierenerkrankungen	ja	nein
Blutzuckerkrankheit	ja	nein
Lebererkrankungen	ja	nein
Nierenerkrankungen	ja	nein
Krebskrankheit	ja	nein
Seelische Erkrankungen	ja	nein

▶ Alle diese Erkrankungen können die Fruchtbarkeit mehr oder minder stark beeinträchtigen.

2. Wurden Sie schon einmal oder wiederholt an den Unterbauchorganen operiert und warum?
   Falls ja, an welchen Organen: Gebärmutter, Eierstöcke, Eileiter?
   Warum? Myome, Eierstockstumore, Eileiterschwangerschaft, Kaiserschnitt, Endometriose?

▶ Es könnte z. B. ein Eierstock entfernt sein. Nach operativen Eingriffen können Verwachsungen auftreten (siehe S. 76).

3. Nehmen Sie ständig Medikamente ein? Welche?

▶ Es gibt Medikamente, die Hormonstörungen hervorrufen können. Dazu gehören z. B. Psychopharmaka.

4. Seit wann besteht bei Ihnen der Kinderwunsch?
5. Waren Sie schon einmal schwanger?
6. Hatten Sie schon einmal eine Fehlgeburt?
7. Haben Sie schon Kinder?
8. Traten während der Schwangerschaft oder der Geburt irgendwelche Komplikationen auf?
9. Sind Sie berufstätig?
10. Stehen Sie unter hohem Leistungsdruck?

Checkliste

11. Fühlen Sie sich minderwertig/schuldig, weil Sie nicht schwanger werden?
12. Was bedeutet ein Kind für Sie?

▶ Notieren Sie die Gedanken, die Ihnen dazu einfallen. Lesen Sie dazu das Kapitel »Welche Rolle spielt die Seele?« S. 66 ff.

13. In welchem Alter haben Sie die erste Regelblutung gehabt?
14. Mit wie viel Jahren hat bei Ihnen die Brustentwicklung eingesetzt?
15. Wie regelmäßig waren Ihre monatlichen Blutungen in den ersten Jahren nach Beginn der Blutungen?

▶ Die Fragen 13–15 können Hinweise auf Entwicklungsstörungen geben.

16. Sind Ihre Periodenblutungen im letzten Jahr regelmäßig eingetreten? Geben Sie bitte die längste und die kürzeste Zyklusdauer an.
17. Wie lange haben Sie schon keine Periodenblutungen mehr?
18. Haben Sie eine Aufwachtemperaturkurve geführt?

▶ Die Fragen 16–18 geben Hinweise auf Hormonstörungen (siehe S. 74 f.).

19. Haben Sie Schmerzen im Unterleib und/oder in den Brüsten während Ihrer monatlichen Blutung?
20. Haben Sie Schmerzen, wenn Sie mit Ihrem Partner schlafen?
21. Sind Ihre Periodenblutungen regelmäßig verstärkt und verlängert?

▶ Falls Sie die Fragen 18–21 bejahen, könnte bei Ihnen eine Endometriosekrankheit (siehe S. 78 ff.) als Ursache für Ihre Kinderlosigkeit in Frage kommen.

22. Haben Sie ab und zu oder ständig Unterbauchschmerzen?

▶ Sie könnten an einer Unterleibsentzündung erkrankt sein.

23. Tritt aus Ihrer Brust zeitweise milchige Flüssigkeit aus?

▶ Falls ja, ist wahrscheinlich eine Hyperprolaktinämie (siehe S. 74) der Grund für die Empfängnisschwierigkeit.

24. Wurden Sie bereits wegen Ihres unerfüllten Kinderwunsches untersucht und behandelt?

▶ Falls ja, welche Untersuchungen und Behandlungen wurden durchgeführt?

25. Haben Sie schon Röteln gehabt?

Tipp **Fotokopien mitnehmen**

Bringen Sie sämtliche Unterlagen in Fotokopie mit. Doppeluntersuchungen und unnötige Behandlungsversuche werden dadurch vermieden.

Fragen, die der Arzt an Sie beide stellen wird:

26. Wie häufig schlafen Sie im Zyklus miteinander?
26. Schlafen Sie immer nur an einem bestimmten Tag im Zyklus miteinander, nämlich an dem Tag, an dem Sie den Eisprung vermuten?
27. Rauchen Sie?
28. Trinken Sie Alkohol, viel Koffein?

29. Haben Sie einen Beruf, der Sie in Kontakt mit Pestiziden und Schwermetallen bringt?

▶ Pestizide und Schwermetalle können die Fruchtbarkeit mindern.

Fragen, die sich speziell an den Mann richten:

30. Mit wie viel Jahren hat bei Ihnen die Entwicklung der Schambehaarung eingesetzt?
31. Wie alt waren Sie, als Sie in den Stimmbruch kamen?

▶ Die Fragen 30 und 31 geben Hinweise auf Entwicklungsstörungen.

32. Bestand bei Ihnen in der Kindheit ein Hodenhochstand?

▶ Ein Hodenhochstand oder der sog. Kryptorchismus (siehe S. 85) kann schwere, nicht wieder gutzumachende Hodenschäden verursachen.

33. Haben Sie häufig Schmerzen im Dammbereich und im kleinen Becken oder beim Wasserlassen?
34. Haben Sie häufiger Blasenentzündungen?

▶ Diese Beschwerden lassen eine Entzündung der Vorsteherdrüse (Prostata) und der Samenblase vermuten.

35. Hatten Sie früher schon mal Mumps (Ziegenpeter) oder Masern?

▶ Mumps und Masern können das Samen bildende Gewebe des Hodens zerstören (siehe S. 86).

36. Haben Sie in den letzten Monaten hoch fieberhafte Erkrankungen durchgemacht?

▶ Hoch fieberhafte Erkrankungen können die Samenbildung vorübergehend stören (siehe S. 86).

37. Sind Sie schon einmal am Hoden operiert worden oder ist bei Ihnen eine sog. Varikozelenoperation durchgeführt worden?
38. Hatten Sie schon einmal eine Verletzung am Hoden oder an den Nebenhoden?

▶ Operative Eingriffe und Verletzungen des Hodens können Anlass dafür sein, dass Ihr Körper gegen Ihre eigenen Samenzellen Antikörper bildet und so Zeugungsunfähigkeit eintreten kann (siehe S. 88 f.).

39. Besteht bei Ihnen ein Bluthochdruck oder ein Magen-Darmgeschwür?

▶ Bestimmte Bluthochdruckmittel und Medikamente, die Sie gegen die Ulkuskrankheit einnehmen müssen, stören die Samenbildung (siehe S. 87).

40. Sind Sie an Diabetes erkrankt?
41. Saunieren Sie viel?

▶ Überhitzen des Körpers stört die Samenbildung.

42. Tragen Sie enge Hosen, insbesondere eng anliegende Unterwäsche?

▶ Dadurch erhöht sich die Umgebungstemperatur der Hoden und die Samenbildung kann beeinträchtigt werden.

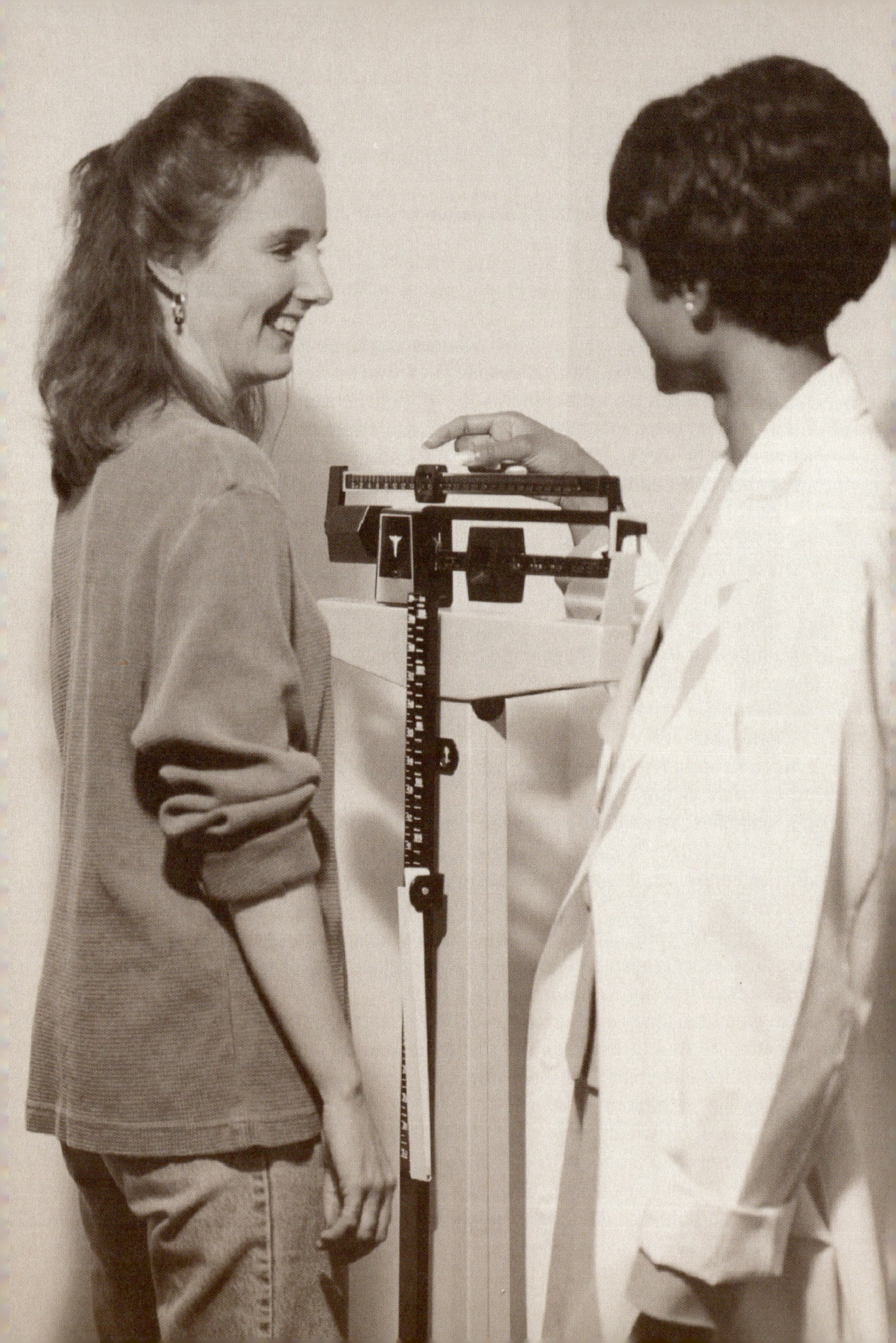

Was der Frauenarzt untersucht

Wenn Sie sich entscheiden, Ihren Frauenarzt bzw. Ihre Frauenärztin zu Rate zu ziehen, um sich Ihren Wunsch nach einem Kind zu erfüllen, werden Sie einige Untersuchungen machen lassen müssen. Diese sind nicht schmerzhaft und werden normalerweise auch nicht als unangenehm empfunden. Sie können allerdings Ihre Geduld in Anspruch nehmen.

Am Anfang steht das Gespräch

Die Untersuchungen werden grundsätzlich schritt- und stufenweise durchgeführt: Begonnen wird immer mit den einfachsten und Sie nicht belastenden Untersuchungen. Technisch aufwendige oder operative Untersuchungen, wie beispielsweise eine Bauchspiegelung oder Hodenbiopsie kommen stets zum Schluss. Die Untersuchungen erfolgen zumeist ambulant.

Am Anfang der diagnostischen Maßnahmen steht das gemeinsame Gespräch mit Ihrem Partner. Dabei wird Ihre Vorgeschichte erfragt sowie Ihre individuelle partnerschaftliche Situation und Kinderwunschmotivation. Im nächsten Schritt werden Sie körperlich und gynäkologisch untersucht. Dadurch werden Fehlbildungen und Krankheiten ausgeschlossen beziehungsweise erkannt. Parallel dazu wird Ihr Partner auf Zeugungsfähigkeit untersucht. Dies geschieht am besten bei einem dafür speziell ausgebildeten Arzt für Männerheilkunde (Androloge). Erst wenn dieses Ergebnis vorliegt, werden bei Ihnen die weiterführenden Untersuchungen veranlasst.

Welche Untersuchungen werden bei der Frau durchgeführt?

Da bei Frauen Funktionsstörungen der Eierstöcke sehr häufig der Anlass für eine ausbleibende Schwangerschaft sind, wird Ihre Frauenärztin zunächst abklären, ob diese richtig arbeiten. Sie versucht deshalb, folgende Fragen abzuklären:

- Ist die Eireifung normal?
- Kommt es zu einem Eisprung?
- Bildet der Gelbkörper Hormone in ausreichender Menge?

Auswertung Ihrer Temperaturkurve

Die morgendliche Aufwachtemperaturkurve (siehe S. 100ff.) gibt erste Hinweise darüber, ob die Eierstöcke annähernd richtig funktionieren. Die Eierstöcke bilden in der ersten Zyklushälfte Östrogene und geben diese ins Blut ab (siehe Abb. 3, 4). Nach dem Eisprung wandelt sich der zurückgebliebene Rest des geplatzten Eibläschens in den Gelbkörper um. Er bildet neben den Östrogenen vorwiegend das Progesteron. Da Progesteron die Körpertemperatur erhöht, ist die Temperaturkurve in der zweiten Zyklusphase konstant um etwa 0,4–0,8 Grad Celsius höher als in der ersten Zyklusphase. Sie können dann annehmen, dass ein Eisprung stattgefunden hat (normale, biphasische Kurve, siehe Abb. 20). Der Eisprung wird erkannt an dem Tief vor dem steilen Anstieg der Körpertemperatur. Allerdings ist dieses Phänomen allein nicht beweisend dafür, dass ein Eisprung sich auch tatsächlich ereignet hat. Während die zweite Zyklusphase eine konstante Länge von 14 Tagen hat – vorausgesetzt, die hormonellen Vorgänge in Ihrem Körper laufen reibungslos ab –, kann die erste Phase um einige Tage verlängert oder verkürzt sein. Doch darf diese wiederum auch nicht zu kurz sein, da sonst eine reife Eizelle nicht heranwachsen kann.

Im Falle einer Schwangerschaft bleibt die Temperatur oben. Der Gelbkörper produziert dann so lange weiterhin Progesteron – nämlich bis Ende der 12. Schwangerschaftswoche –, bis die Hormonproduktion im Mutterkuchen der sich entwickelnden Schwangerschaft ausreicht, um den Gelbkörper in seiner Funktion abzulösen. Bleibt die Schwangerschaft aus, fällt die Temperatur wieder steil ab.

Findet dagegen kein Eisprung statt, zeigt die Aufwachtemperaturkurve einen gleichförmigen Verlauf (monophasische Kurve, siehe Abb. 21) In diesem Fall wird dann auch kein Gelbkörper gebildet. Dieser Kurvenverlauf weist auf Hormonstörungen hin, die die Eizellreifung und Gelbkörperbildung beeinträchtigen.

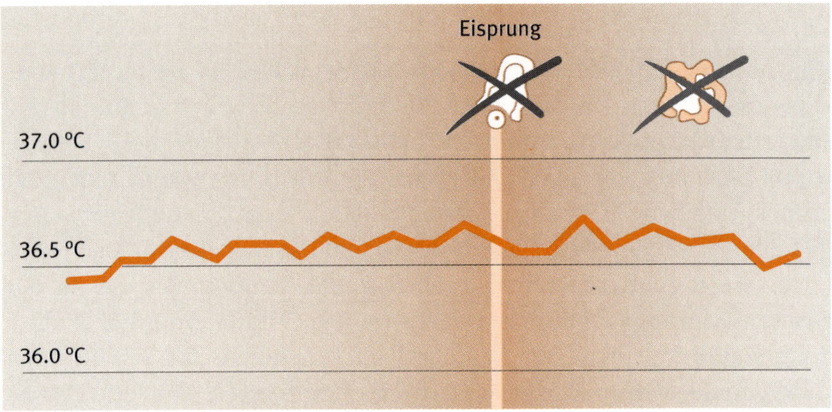

Abb. 21: Gleichförmige (monophasische) Aufwachtemperaturkurve. Beim monophasischen Zyklus fehlt der Anstieg der Morgentemperatur in der zweiten Zyklushälfte. Der gleichförmige Kurvenverlauf bedeutet in der Regel, dass der Eisprung ausgeblieben ist und sich im Eierstock kein Gelbkörper gebildet hat.

Die Schleimmethode

In den fruchtbaren Tagen, also der Zeit um den Eisprung herum, lässt sich der Zervixschleim bis zu 10–12 cm ausziehen. Um diese so genannte Spinnbarkeit zu prüfen, entnimmt Ihr Frauenarzt an verschiedenen Tagen des Zyklus eine kleine Menge Schleim aus dem Gebärmuttermuttermund (siehe S. 30 f., 103). Unter dem Mikroskop prüft er, ob der Schleim auskristallisiert ist und sich farnkrautähnliche Strukturen gebildet haben. Dies ist dann ein weiterer Hinweis dafür, dass genügend Östrogene im Blut zirkulieren. Dieses so genannte Farnkraut-Phänomen bildet sich nämlich nur kurz vor einem zu erwartenden Eisprung bei einer hohen Östrogenkonzentration im Blut aus. Allerdings sind auch diese typischen Schleimveränderungen um den Eisprung herum kein Beweis dafür, dass ein Eisprung tatsächlich stattgefunden hat. Diese Veränderungen geben zunächst lediglich einen Hinweis darauf, dass die Eierstöcke ausreichend Östrogen oder Progesteron bilden.

Ihr Arzt überprüft mehrfach die hormonabhängigen Veränderungen am Gebärmutterhals und die zyklischen Veränderungen des Gebärmutterschleimes durch einfache frauenärztliche Untersuchungen und notiert, ob die Veränderungen schlecht, mäßig, gut oder optimal sind. Das Ergebnis ist dann eine Punktetabelle, in der die maximal erreichbare Punktzahl 12 beträgt und bedeutet, dass optimale Verhältnisse bestehen, um schwanger zu werden. Mit diesem Punktesystem, dem so genannten Zervixindex, lässt sich auch sehr gut die Wirksamkeit einer medikamentösen Behandlung überprüfen, die die Eireifung in den Eierstöcken fördert.

Die Hormonzytologie

Auch die mehrschichtige Innenauskleidung der Scheide, das so genannte Scheidenepithel, reagiert sehr empfindlich auf die Östrogene und Gestagene (Progesteron) und zeigt ähnlich wie die Gebärmutterschleimhaut typische zyklusgerechte Veränderungen (siehe S. 28 f.).

Ähnlich wie beim »Krebsabstrich« werden nach der Entfaltung der Scheide abgeschilferte Zellen mit einem Wattestäbchen am seitlichen Scheidengewölbe abgestrichen. Der Abstrich wird dann fixiert, gefärbt und unter dem Mikroskop beurteilt. Je nachdem, wie die Zellen aussehen und wie sie zusammenliegen, lässt sich eine Aussage darüber machen, ob die Eierstöcke zyklusgerecht Hormone produzieren und ob ein Hormonmangel besteht.

Der Postkoital-Test

Verändert sich der Zervixschleim nicht zyklusgerecht, so stellt er für die männlichen Samenzellen eine unüberwindliche Barriere dar. Die Folge ist, dass die Samenzellen nicht in und durch die Gebärmutter in die Eileiter gelangen, um eine dort wartende Eizelle zu befruchten. Dies wird durch eine einfache Untersuchung, den Postkoital-Test, überprüft. Damit wird die Verträglichkeit zwischen den Samenzellen Ihres Partners und Ihrem Gebärmutterschleim getestet.

Für diesen Test schlafen Sie während der fruchtbaren Tage miteinander und Ihr Frauenarzt entnimmt 6–8 Stunden danach Schleim aus dem hinteren Scheidengewölbe und dem Gebärmutterhalskanal. Unter dem

Lichtmikroskop wird bei 250–400facher Vergrößerung die Zahl der beweglichen Samenzellen pro Gesichtsfeld beurteilt und dokumentiert. Finden sich im Zervixsekret mehr als sieben Samenzellen, die sich schnell vorwärts bewegen, kann davon ausgegangen werden, dass die Samenzellen die Barriere Gebärmutterschleim überwinden können. Ein positiver Test bedeutet also, dass die Samenzellen den Gebärmutterhalskanal passieren können. Hinderungen von Seiten des Gebärmutterhalses sind deshalb mit großer Wahrscheinlichkeit auszuschließen. Gebärmutterschleim und Samenzellen »vertragen« sich und eine lokale immunologische Sterilität (siehe S. 88 f.) ist unwahrscheinlich.

Wichtig für die Aussagekraft dieses Tests ist, dass er nur bei optimalen Schleimverhältnissen (Zervix-Index 10–12 Punkte) durchgeführt wird. Der Test gilt als zweifelhaft oder negativ, wenn sich nur vereinzelt gut bewegliche Samenzellen, tote oder gar keine Samenzellen vorfinden. Es ist dann zu vermuten, dass die Samenbildung gestört ist und/oder eine Spermaunverträglichkeit vorliegt. In diesem Fall empfiehlt es sich, den Test zu wiederholen.

Hormonuntersuchungen

Die Auswertung der Basaltemperaturkurven, die Beurteilung der typischen zyklusabhängigen Veränderungen am Gebärmutterhals und in der Scheide sind einfache, nicht aufwendige Untersuchungen. Sie geben eine orientierende Aussage über die Hormonproduktion in den Eierstöcken.

Ein sehr viel genauerer Einblick in die hormonellen Abläufe Ihres Körpers wird gewonnen, wenn die Hormonspiegel, die im Eierstock und in den übergeordneten Drüsen produziert werden (siehe S. 24 f.), direkt im Blut bestimmt werden. Durch die Entwicklung neuer Labortechniken sind kleinste Mengen – weniger als 1 Millionstel Gramm – im Blut messbar. Da die Hormone in den Eierstöcken zyklisch produziert und in das Blut abgegeben werden, müssen sie an ganz bestimmten Tagen Ihres Menstruationszyklus gemessen werden. Hierfür wird Ihnen Blut in der ersten Zyklushälfte, in der Zeit des zu erwartenden Eisprungs und 8–10 Tage nach dem Eisprung, d. h. zwischen dem 20. und 22. Zyklustag, abgenommen.

Östrogen

Östrogen wird in den Eibläschen des Eierstocks gebildet. Die Follikelzellen sind diejenigen Zellen, die die Eizelle unmittelbar umgeben (siehe S. 38 f., Abb. 15). Während der Eireifung, d. h. also in der ersten Zyklushälfte, nimmt die Produktion von Östrogen normalerweise ständig zu. Unmittelbar vor dem bevorstehenden Eisprung zirkulieren die höchsten Östrogenkonzentrationen im Blut (siehe Abb. 13, 22). Östrogen wird auch in der zweiten Zyklushälfte vom Gelbkörper gebildet, allerdings in geringeren Mengen (siehe Abb. 4, 22).

Die Bestimmung von Östradiol (ein Östrogen) in der späten Eireifungsphase bis zum erwarteten Eisprung ist klinisch bedeutsam. Aus dem Verlauf der Östradiolwerte lässt sich ablesen, ob die Eireifung ungestört und zeitgerecht abläuft. Ein sprungreifes Eibläschen produziert etwa 250–300 Pikogramm Östradiol pro Milliliter Blut. Werden niedrige Östradiolwerte gemessen, ist davon auszugehen, dass die Eireifung gestört ist. Bei sehr niedrigen Werten (weniger als 20 Pikogramm pro Milliliter Blut) ist die Eierstocksfunktion wahrscheinlich schon erloschen. Liegt diese Situation vor, ist es auch möglich, dass die Eierstöcke einfach nicht mehr auf die Signale der Hormone aus der Hirnanhangsdrüse ansprechen. Bei diesem Krankheitsbild der so genannten resistenten Ovarien ist es unwahrscheinlich, dass Sie noch schwanger werden, da Eizellen in den Eierstöcken nicht mehr heranwachsen (siehe S. 75).

Progesteron

Hat der Eisprung stattgefunden, bildet sich der im Eierstock zurückgebliebene Teil des Eibläschens in den Gelbkörper um (siehe S. 42). Ein normaler Progesteronspiegel im Blut (mehr als 15 Nanogramm pro Milliliter Blut) spricht dafür, dass ein Eisprung stattgefunden hat und dass die Gelbkörperfunktion ausreichend ist. Niedrige Progesteronwerte im Blut (unter 10 Nanogramm pro Milliliter Blut) lassen vermuten, dass die Gelbkörperbildung gestört ist oder nicht ausreicht, um die Gebärmutterschleimhaut optimal auf die Einnistung einer befruchteten Eizelle vorzubereiten.

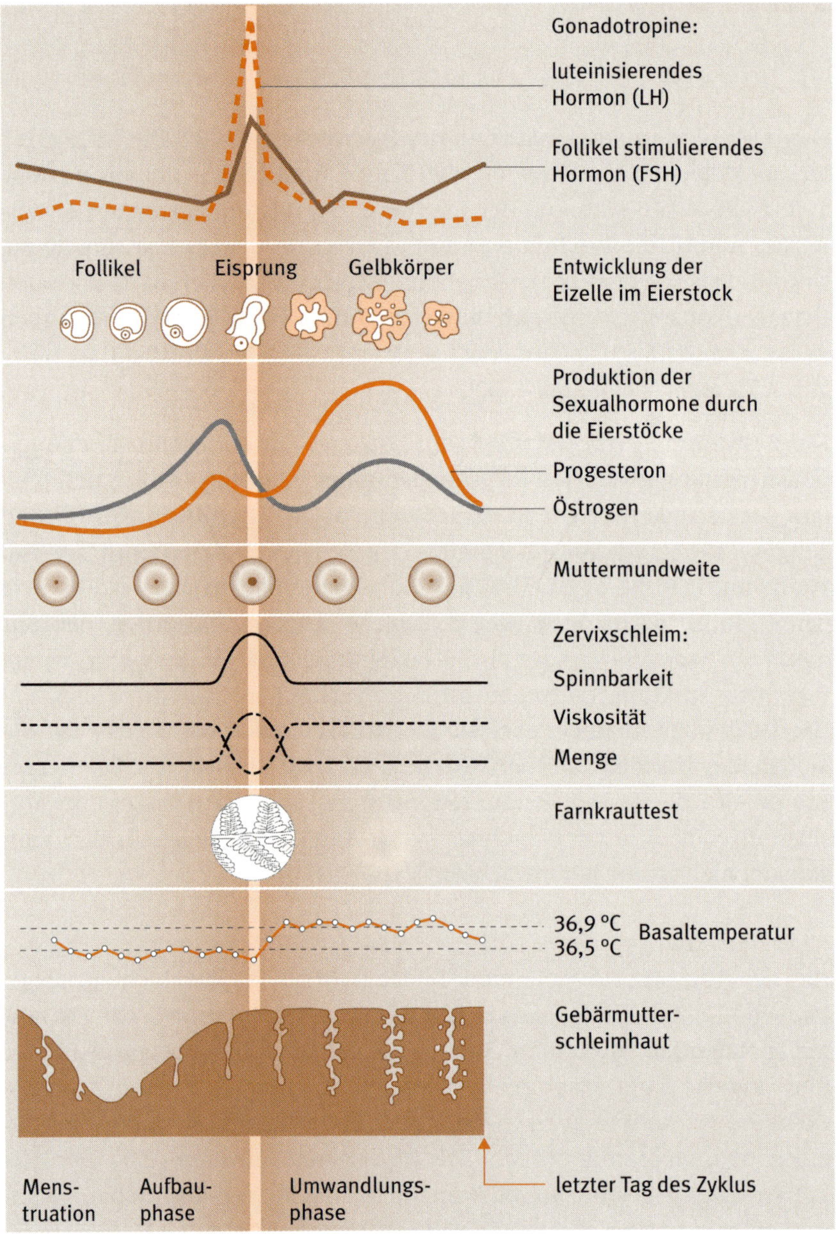

Abb. 22: Monatszyklus der geschlechtsreifen Frau. Die wichtigsten hormonellen und funktionellen Veränderungen in der Hirnanhangsdrüse, in den Eierstöcken, am Gebärmutterhals und an der Gebärmutterschleimhaut.

Eisprunghormon (Luteinisierendes Hormon, LH)

Die Bestimmung des eisprungauslösenden Hormons hat eine große praktische Bedeutung: Der Zeitpunkt der Ovulation lässt sich damit nämlich sehr genau voraussagen. Dies geschieht durch wiederholte Messungen der LH-Konzentration im Blut ab dem 8. Zyklustag (siehe auch LH-Methode). Bis unmittelbar vor dem zu erwartenden Eisprung ist die Konzentration des Luteinisierenden Hormons im Blut sehr niedrig (etwa 1–2 Einheiten pro Milliliter Blut). Der Eisprung kündigt sich durch einen plötzlichen, steilen Anstieg des Luteinisierenden Hormons an. Dieses wird als der körpereigene oder spontane LH-Anstieg bezeichnet. Der Eisprung selbst ist etwa 24–26 Stunden nach diesem körpereigenen LH-Anstieg zu erwarten (siehe Abb. 22, 32).

Prolaktin

Das Prolaktin bewirkt die Reifung des Gelbkörpers im Eierstock, regt die Zellen des Gelbkörpers zur Progesteronbildung an und unterhält den Gelbkörper in seiner Funktion. Erhöhte Prolaktinwerte werden in ca. 20 Prozent aller Formen von Zyklusstörungen gefunden (siehe S. 74). Die Folgen sind, dass der Eisprung unterdrückt wird, die Funktion des Gelbkörpers geschwächt wird oder dass die Periodenblutungen über einen längeren Zeitraum ganz ausbleiben (siehe S. 113).

Stress jeglicher Art löst eine vermehrte Prolaktinbildung aus. Blut zur Prolaktinbestimmung wird Ihnen deshalb stets vor der frauenärztlichen Untersuchung und vor der Tastuntersuchung der Brustdrüsen abgenommen. Bei extrem hohen Prolaktinwerten werden weiterführende Untersuchungen wie z. B. eine Schädelaufnahme, durchgeführt, um einen prolaktinbildenden Tumor an der Schädelbasis auszuschließen. Auch unter der Einnahme bestimmter Medikamente (z. B. Beruhigungsmittel) wird vermehrt Prolaktin ausgeschüttet.

Männliche Geschlechtshormone (Androgene)

Auch die Frau bildet männliche Geschlechtshormone, wie der Mann auch weibliche Hormone bildet. Der Unterschied ist, dass die Frau mehr weibliche und der Mann mehr männliche Geschlechtshormone bildet.

Bildet nun die Frau vermehrt männliche Hormone (= Hyperandrogenämie, siehe S. 74f.), so führen diese zu Funktionsstörungen des Eierstockes und damit zu einer Einschränkung der Fortpflanzungsfähigkeit. Aus diesem Grunde werden die männlichen Geschlechtshormone, wie z. B. das Testosteron, im Blut der Frau bestimmt.

Schilddrüsenhormone

Funktionsstörungen der Schilddrüse, sei es eine Über- oder Unterfunktion, beeinträchtigen die Fruchtbarkeit. Bei jeder Frau, die schwanger werden möchte und eine Funktionsstörung der Eierstöcke hat, werden die Schilddrüsenhormone bestimmt. Etwa 10–15 Prozent aller Kinderwunschpatientinnen haben eine Unterfunktion der Schilddrüse.

Wenn Sie einige Tage vor dem Einsetzen der eigentlichen Periodenblutung ein starkes Spannungsgefühl in den Brüsten verspüren, einen geblähten Bauch, starke Kopfschmerzen oder Migräne haben und Milch aus den Brustwarzen austritt, kann eine Schilddrüsenunterfunktion der Grund dafür sein, dass Sie nicht schwanger werden. Die Behandlung der Schilddrüsenunterfunktion ist denkbar einfach, denn das vom Körper in nicht ausreichender Menge gebildete Schilddrüsenhormon wird in Tablettenform ersetzt.

Spermaantikörper

Bei Verdacht auf eine immunologisch bedingte Kinderlosigkeit wird sowohl Ihr Blut als auch das Ihres Partners auf Antikörper untersucht, die gegen die Samenzellen gerichtet sind (siehe S. 88f.). Zirkulieren hohe Konzentrationen von Antikörpern im Blut, ist es sehr unwahrscheinlich, dass eine Schwangerschaft auf natürlichem Wege zustande kommt.

Die Ultraschalluntersuchung

Mithilfe des Ultraschalls werden die Organe im kleinen Becken der Frau bildhaft dargestellt. Als Ultraschall werden Schallwellen bezeichnet, die jenseits der Hörbarkeitsgrenze des Menschen liegen. Diese werden an Strukturen innerhalb der Organe reflektiert. Aus den reflektierten Schallwellen entstehen dann die (Ultraschall-)Bilder der geschallten Organe. Eine Strahlenbelastung besteht nicht. Die Ultraschalluntersuchung ist schmerz- und gefahrlos, wenig belastend und deshalb beliebig oft durchführbar.

Wie die Ultraschalluntersuchung durchgeführt wird

Die Ultraschalluntersuchung des kleinen Beckens der Frau erfolgt durch die Scheide (Scheiden- oder Transvaginalsonographie). Der Untersuchungsgang gleicht dem der normalen frauenärztlichen Untersuchung. Ihre Harnblase ist leer und Sie liegen bequem mit dem Rücken auf einer Untersuchungsliege. Die Beine sind leicht angestellt. Dann wird die mit einem Kondom überzogene Ultraschallsonde in die Scheide eingeführt. Da die Ultraschallsonde hierbei nur wenige Zentimeter von der Gebärmutter und den Eierstöcken entfernt ist, werden die Strukturen dieser Organe sehr deutlich abgebildet.

Was mit dem Ultraschall gesehen werden kann

Es werden sowohl normale Verhältnisse als auch auffällige Veränderungen an den Beckenorganen gesehen. Durch Verlaufsuntersuchungen werden die während des normalen Menstruationszyklus stattfindenden Veränderungen an der Gebärmutter und an den Eierstöcken quasi »live« miterlebt. Es ist darstellbar, ob ein Eisprung stattgefunden hat oder nicht.

Werden Sie in ein- oder mehrtägigen Abständen mit Ultraschall untersucht, können Sie beobachten, wie die Gebärmutterschleimhaut in der ersten Zyklushälfte unter dem Einfluss der Östrogene an Dicke zunimmt und wie in der zweiten Zyklushälfte die Gebärmutterschleimhaut unter dem überwiegenden Einfluss des Gelbkörperhormons ihr Aussehen ändert (Abb. 23).

In den Eierstöcken werden die Zahl und die Größe der heranwachsenden Eibläschen abgebildet. Die Eibläschen sind bereits ab einem Durchmesser von 3–5 mm darstellbar (siehe Abb. 24). Sie wachsen täglich 1–2 mm. Der sprungreife Follikel hat durchschnittlich einen Durchmesser von 20 mm. Ist das sprungreife Eibläschen plötzlich verschwunden und befindet sich in der Beckenhöhle jetzt Flüssigkeit, die tags zuvor nicht gesehen wurde, ist dies der sichere Nachweis dafür, dass das Eibläschen ge-

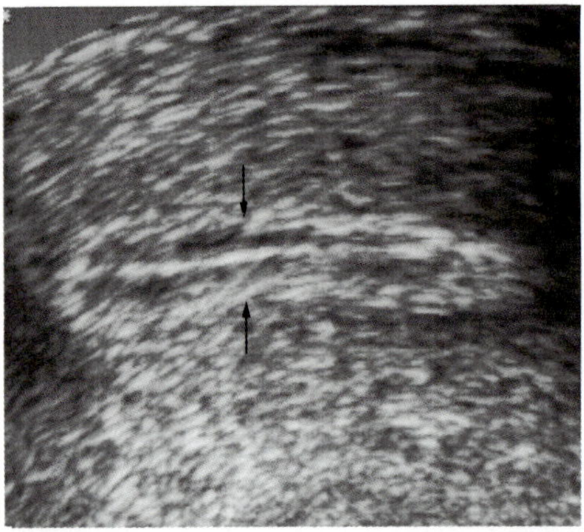

Abb. 23: Ultraschallaufnahme der Gebärmutterschleimhaut an einem 13. Zyklustag. Die Gebärmutterschleimhaut (Pfeile) ist dreischichtig und hoch aufgebaut durch die stimulierende Wirkung des Östrogens.

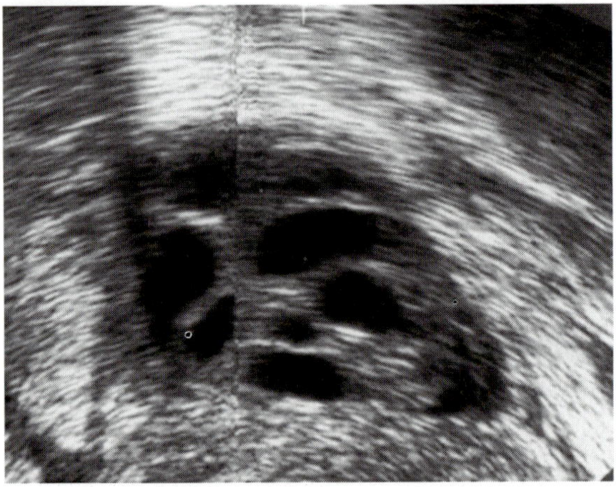

Abb. 24: Ultraschallaufnahme eines medikamentös stimulierten Eierstocks an einem 8. Zyklustag. Mehrere Eibläschen reifen heran. Die Eibläschen bilden sich als rundliche dunkle Strukturen ab.

platzt und es zum Eisprung gekommen ist. Nach dem Eisprung ist die Umwandlung in den Gelbkörper zu sehen (siehe Abb. 25).

Wann wird mit dem Ultraschall frühestens eine Schwangerschaft gesehen?

Etwa eine Woche nach Ausbleiben der Periodenblutung ist in der Gebärmutterhöhle eine etwa 2–4 mm große runde Struktur, die Fruchthöhle,

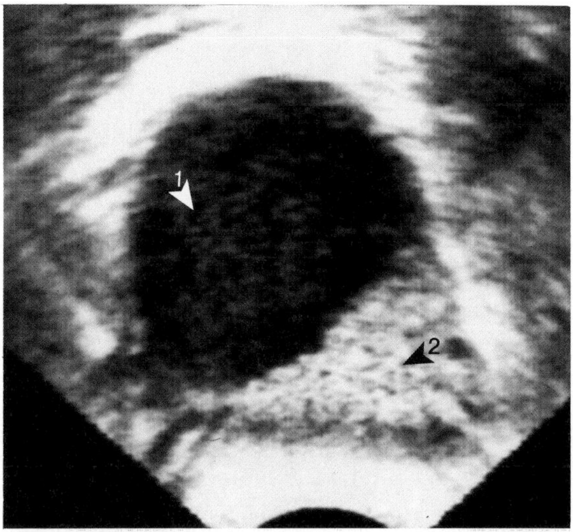

Abb. 25: Nach dem Eisprung wandelt sich das Eibläschen in den Gelbkörper um. Dies ist im Ultraschall deutlich zu erkennen. Der weiße Pfeil 1 zeigt auf den ausgebildeten Gelbkörper, der das Gelbkörperhormon bildet. Der schwarze Pfeil 2 zeigt auf den Resteierstock.

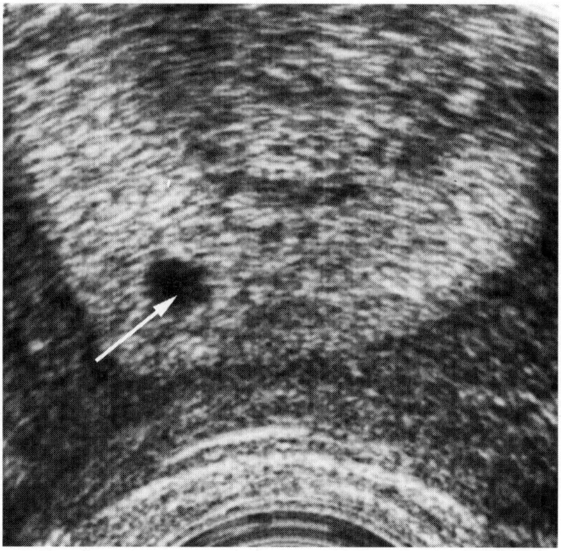

Abb.26: Ultraschallaufnahme einer ganz frühen Schwangerschaft am 33. Zyklustag. Die Schwangerschaft bildet sich als dunkles, rundes Areal inmitten der hochaufgebauten und weißlich erscheinenden Gebärmutterschleimhaut ab (Pfeil). Diese »Fruchthöhle« ist der erste bildliche Nachweis einer Schwangerschaft.

sichtbar. Dies ist das erste Bild einer jungen Schwangerschaft. Das Baby (= der Embryo) selbst ist etwa eine Woche danach darstellbar. Etwas später können Sie dann an dem nur wenige Millimeter großen Embryo bereits viele Einzelheiten wie Arme, Beine, Herzaktionen oder Kopf erkennen.

Die Untersuchung der Eileiter

Veränderungen und Schäden an den Eileitern sind nach den Hormonstörungen die zweithäufigste Ursache von Unfruchtbarkeit (siehe S. 71). Bei der normalen frauenärztlichen Tastuntersuchung lassen sich Veränderungen an den Eileitern nicht erkennen. Auch im Ultraschall lassen sich normale Eileiter für gewöhnlich nicht darstellen. Es ist jedoch wichtig zu wissen, ob die Eileiter durchgängig oder verschlossen sind. Die Eileiterdurchgängigkeit ist nämlich Grundvoraussetzung dafür, dass Ei- und Samenzellen im Eileiter überhaupt aufeinander treffen können (siehe Abb. 5). Zur Abklärung der eileiterbedingten Sterilitätsursachen müssen deshalb spezielle Untersuchungsmethoden herangezogen werden:

- die Ultraschall-Kontrastdarstellung,
- die röntgenologische Darstellung der Gebärmutterhöhle und der Eileiter, die sog. Hysterosalpingographie,
- die Bauchspiegelung, auch Laparoskopie oder Pelviskopie genannt.

Diese Untersuchungsverfahren sind operative Eingriffe. Sie werden deshalb erst dann durchgeführt, wenn alle anderen, nicht-operativen diagnostischen Maßnahmen bei Ihnen vorgenommen wurden und wenn die Zeugungsfähigkeit Ihres Partners nachgewiesen ist. Eine Ausnahme wird gemacht, wenn bei festgestellter Zeugungsunfähigkeit Ihres Partner für Sie die Verwendung von Fremdsamen als Behandlungsmethode infrage kommt (siehe S. 168). Diese wird natürlich nur bei durchgängigen Eileitern erfolgreich sein können.

Die Ultraschall-Darstellung der Gebärmutterhöhle und der Eileiter

Die Durchgängigkeitsprüfung der Eileiter mit Ultraschall ist eine neuere Methode. Hierzu werden kontrastgebende Flüssigkeiten verwendet (z.B.

Echovist), die die Ultraschallwellen reflektieren, um die Eileiter abzubilden. Die Untersuchung wird zwischen dem 10. und 12. Zyklustag, also noch vor dem Eisprung, durchgeführt. Nach Entfaltung der Scheide wird ein ganz dünner Katheter in die Gebärmutterhöhle eingeführt. Über diesen wird das Kontrastmittel freigesetzt. Im Ultraschall können Sie sehen, wie das Kontrastmittel in und durch die Eileiter abfließt (siehe Abb. 27). Die Untersuchung wird ambulant und ohne Narkose durchgeführt. Menstruationsähnliche Beschwerden können auftreten.

Die Vorteile dieser Methode sind:

- keine Strahlenbelastung,
- Unverträglichkeitsreaktionen auf das Kontrastmittel sind nicht zu befürchten,
- die Untersuchung ist einfach und nicht belastend.

Ist der Befund normal, d. h. sind die Eileiter durchgängig, kann mit der Kinderwunschbehandlung begonnen werden. Besteht dagegen der Verdacht auf verschlossene Eileiter, wird als nächster diagnostischer Schritt eine Bauchspiegelung (siehe S. 127 ff.) durchgeführt.

Die Röntgendarstellung der Gebärmutterhöhle und der Eileiter (Hysterosalpingographie)

Die Hysterosalpingographie ist die röntgenologische Darstellung des Gebärmutterhalskanals, der Gebärmutterhöhle und der Eileiter mit einem Kontrastmittel. Wie auch die Ultraschalluntersuchung wird die Hysterosalpingographie ambulant, ohne Narkose und in der Phase vor dem errechneten Eisprung (10.–12. Zyklustag) durchgeführt.

Die Untersuchung wird auf einem Röntgentisch durchgeführt. Zunächst wird die Scheide entfaltet, dann wird in den Gebärmutterhalskanal ein Instrument eingeführt, an dessen Ende sich die Spritze mit dem Kontrastmittel befindet. Das Kontrastmittel wird unter kurzen Durchleuchtungskontrollen langsam injiziert. Nacheinander füllen sich der Gebärmutterhalskanal, die Gebärmutterhöhle und die Eileiter mit dem Kontrastmittel (siehe Abb. 28). Sind beide Eileiter durchgängig, tritt das Kontrastmittel in die freie Bauchhöhle über.

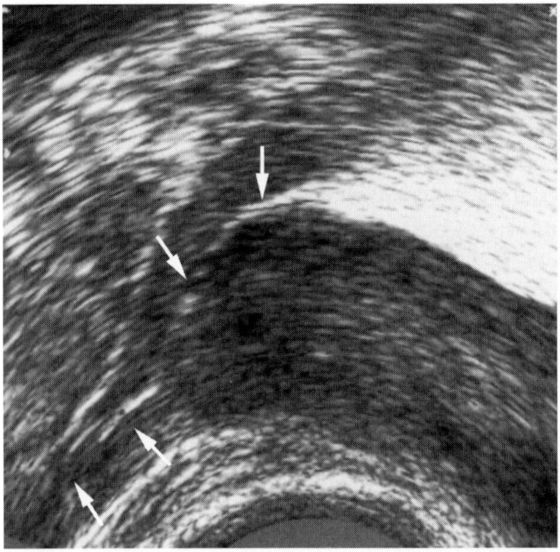

Abb. 27: Darstellung des rechten Eileiters mit Ultraschallkontrastmittel zur Prüfung der Durchgängigkeit. Der Eileiter ist durch Pfeile markiert. In diesem Fall ist er durchgängig.

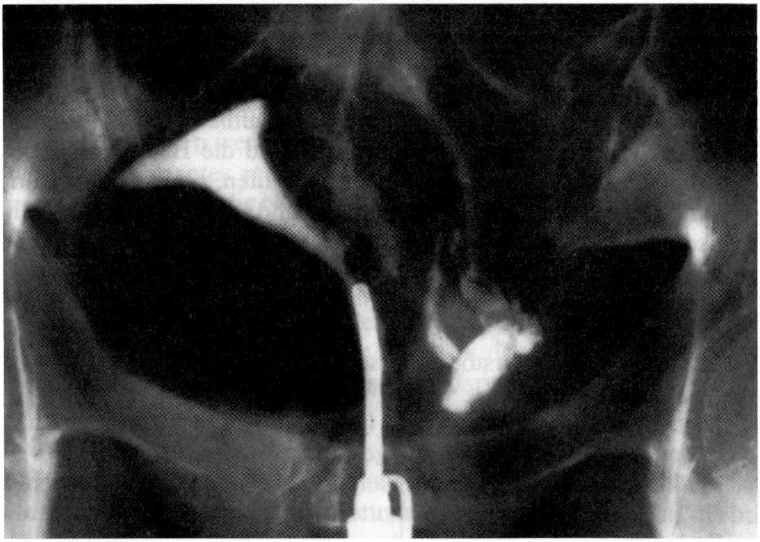

Abb. 28: Röntgenaufnahme von Gebärmutterhöhle und Eileitergängen. Das Kontrastmittel (weiß) füllt die Gebärmutterhöhle aus und fließt über den linken Eileiter in die Bauchhöhle ab. Der rechte Eileiter stellt sich nicht dar, sodass ein Verschluss angenommen werden muss.

Von den wichtigsten Passagephasen – Füllung der Gebärmutterhöhle und Übertritt des Kontrastmittels in die freie Bauchhöhle – werden Röntgenaufnahmen angefertigt. Am Eileiter lassen sich durch diese Methode der Sitz und das Ausmaß eines Verschlusses lokalisieren. Das Verfahren dient aber auch zum Nachweis von Anomalien und krankhaften Veränderungen der Gebärmutter, welche die Einnistung eines befruchteten Eies bei Ihnen verhindern oder die Ursache einer Fehlgeburt sein können.

Durch die Entwicklung der modernen Röntgentechnik mit Bildverstärkern ist die Strahlenbelastung auf ein Minimum reduziert. Darüber hinaus wird – wie bei der Ultraschalldarstellung auch – immer wieder beobachtet, dass danach eine Schwangerschaft spontan eintritt (in etwa 5–10 Prozent). Den beiden Verfahren kommt also ein gewisser Behandlungseffekt zu.

Die Bauch- und Beckenspiegelung (Laparoskopie, Pelviskopie)

Die sonographische und röntgenologische Darstellung erlaubt eine bloße Beurteilung der Durchgängigkeit des Kanalsystems von Gebärmutterhalskanal, Gebärmutterhöhle und den Eileitern. Die völlige Klärung des Zustandes der Eileiter und der anatomischen Situation der inneren Genitalorgane erfolgt deshalb durch die Bauch- und Beckenspiegelung. Dabei kann Ihr Arzt Ihre Becken- und Bauchorgane direkt betrachten (siehe Abb. 29).

Die Bauch- und Beckenspiegelung wird ambulant oder stationär meist in Allgemeinnarkose vorgenommen. Sie kann als geschlossene oder offene Spiegelung erfolgen. Durch einen kleinen Schnitt von ca. 1 cm Länge in der Nabelgrube wird über eine Spezialnadel oder über ein Führungsrohr Kohlensäuregas in die Bauchhöhle eingeleitet. Dadurch werden die Bauchdecken von den Darmschlingen abgehoben, um einen guten Einblick in die Bauch- und Beckenhöhle zu gewinnen. Dann wird ein optisches Instrument, das Laparoskop, in die Bauchhöhle eingeführt. Das Laparoskop ist ein etwa kleinfingerdickes Instrument, das mit einer Lichtquelle ausgestattet ist. Damit wird der gesamte Bauchraum ausgeleuchtet. Deutlich kann Ihr Arzt die Gebärmutter, die Eileiter, die Eierstöcke, das Bauchfell, die Darmschlingen und die Harnblase sehen (siehe

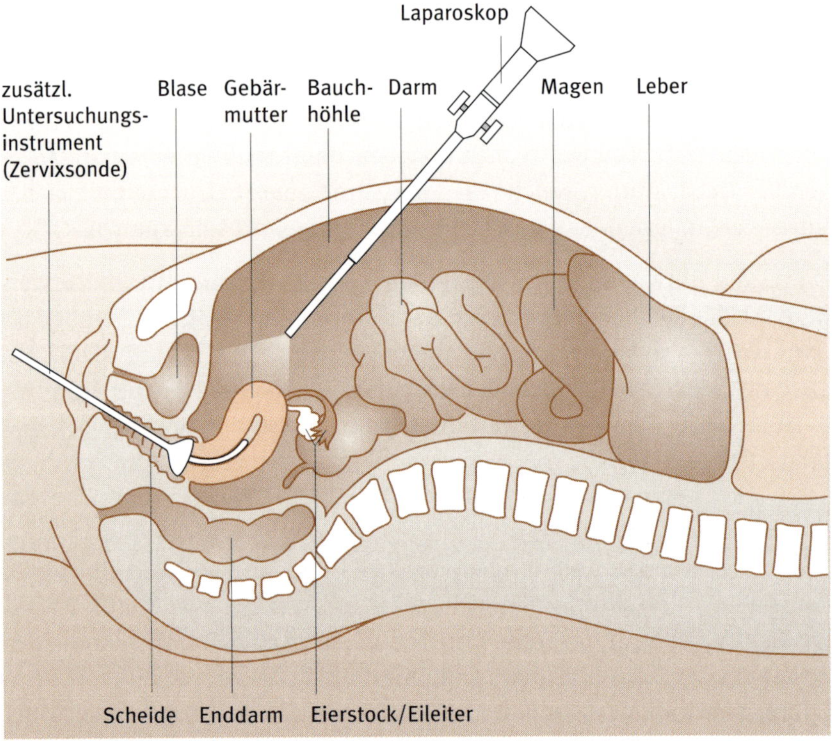

Abb. 29: Durch die Becken- und Bauchspiegelung (= Pelvi- und Laparoskopie) werden die Genital- und die Bauchorgane direkt betrachtet. Auch ist zu sehen, ob die Eileiter durchgängig oder verschlossen sind.

Abb. 29). Er schaut nach, ob die Eileiter anatomisch normal ausgebildet oder verändert sind, ob ihre Fransentrichter offen oder verschlossen sind und ob Verwachsungen vorhanden sind, die die Bewegungen der Eileiter behindern. Sehr genau lässt sich die Oberfläche der Eierstöcke darstellen und erkennen, ob Eisprungnarben, Zysten, Tumore etc. vorhanden sind oder nicht. Ebenso lassen sich Endometrioseherde im Bauch- und Beckenraum sichtbar machen (siehe S. 78 ff.).

Falls Veränderungen wie beispielsweise Zysten, Tumoren in den Eierstöcken, Verwachsungen oder Endometrioseherde vorliegen, lassen sich diese in gleicher Sitzung über das Laparoskop operieren oder Gewebeproben zur feingeweblichen Untersuchung entnehmen. Außerdem wird Ihr Arzt die anderen Organe im Bauchraum, wie den Darm, den Wurmfortsatz, die Leber, die Gallenblase, das Zwerchfell und die großen Gefäße untersuchen. Zusätzlich wird die Durchgängigkeit der Eileiter geprüft. Dazu ist eine Hohlsonde, durch welche jetzt eine Farbstofflösung gespritzt wird, zuvor in die Gebärmutterhöhle eingeführt worden. Ihr Arzt wird dann sehen, ob der Farbstoff die Eileiter passiert und aus den Fransentrichtern in die Bauchhöhle übertritt oder nicht. Oft lassen sich die organischen Sterilitätsursachen erst aus der kombinierten Anwendung von Ultraschall und Bauchspiegelung definitiv abklären.

Gebärmutterspiegelung (Hysteroskopie)

Als Gebärmutterspiegelung wird die direkte optische Betrachtung des Gebärmutterhalskanales und der Gebärmutterhöhle verstanden. Hierzu wird Ihr Arzt eine etwa 4 Millimeter dünne Optik, die an eine Kaltlichtquelle angeschlossen ist, in den Gebärmutterhalskanal einführen und von dort weiter in die Gebärmutterhöhle vorschieben (siehe Abb. 30). Die Wände des Halskanals und der Gebärmutterhöhle werden durch Kohlensäuregas oder Wasser entfaltet.

Fehlbildungen, Verwachsungen, Myome und Schleimhautveränderungen werden damit im Bereich der Gebärmutter gesehen. Solche Veränderungen verhindern beispielsweise das Einnisten der befruchteten Eizelle oder können eine Fehlgeburt bedingen (siehe S. 204 ff.). Ergeben sich bei der Gebärmutterspiegelung Befunde, die weiter abgeklärt werden müssen, z. B. das Lösen von Verwachsungen oder die Entnahme von Gewebeproben zur mikroskopischen Untersuchung, kann dies in der gleichen Sitzung geschehen.

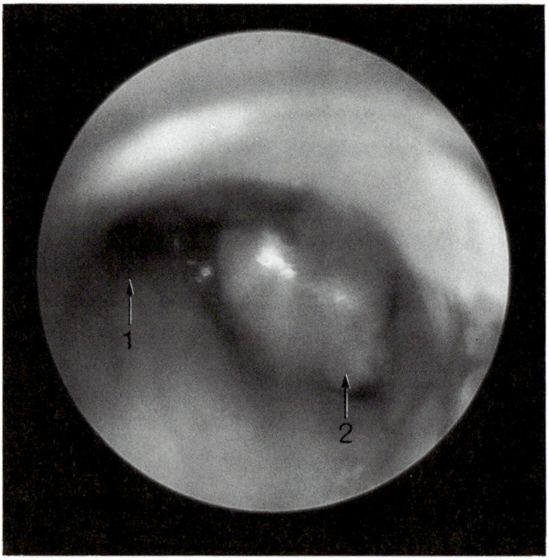

Abb. 30: Blick mit dem Hysteroskop in die Gebärmutterhöhle. Man sieht auf die inneren Einmündungsöffnungen der Eileiter. Die rechte Eileiteröffnung (Pfeil 1) ist frei einsehbar, die linke (Pfeil 2) ist durch eine Schleimhautfalte verdeckt.

Welche Untersuchungen werden beim Mann durchgeführt?

Die Untersuchungen beim Mann haben das Ziel, seine Zeugungsfähigkeit zu beurteilen. Da diese Untersuchungen weitaus weniger aufwendig, einfach durchzuführen und weniger belastend sind als bei der Frau, stehen sie an oberster Stelle der diagnostischen Maßnahmen. Allein eine Spermauntersuchung kann etwa jede dritte Frau vor einer aufwendigen Kinderwunschdiagnostik bewahren. Deshalb wird eine operative Untersuchung bei der Frau erst dann durchgeführt, wenn der Partner auf seine Fruchtbarkeit hin untersucht worden ist. Ein Spermiogramm ist auch dann unverzichtbar, wenn offensichtlich eine Störung bei der Frau gefunden wurde. Der Grund ist, dass in etwa 15–20 Prozent Ursachen vorhanden sind, die beide, sowohl Mann als auch Frau betreffen.

Die Untersuchungen werden in der Regel von einem Hautarzt oder einem Urologen vorgenommen, die das Fach Männerheilkunde meist abdecken. Idealerweise koordiniert Ihre Frauenärztin die Untersuchungen.

An Universitätskliniken gibt es speziell ausgebildete Ärzte für Männerheilkunde, so genannte Andrologen. Außerdem ist eine gute Zusammenarbeit mit einem Psychologen wichtig, um Probleme im seelischen Bereich zu behandeln, insbesondere dann, wenn die Zeugungsfähigkeit herabgesetzt ist.

Wie bei der Frau auch wird als erster Schritt Ihre Vorgeschichte sorgfältig erhoben. So wird z. B. nach Operationen am Genital oder im Unterbauch gefragt, nach Verletzungen, Gefäßerkrankungen oder Entzündungen, nach der partnerschaftlichen Situation, nach Ihrer Meinung zum Kinderwunsch, nach Ihren sexuellen Aktivitäten und danach, ob es Probleme beim Sex gibt. Ferner werden Fragen zur Lebens- und Ernährungsweise (Sport, Nikotin, Alkohol, etc.), zur Medikamenteinnahme und zu Ihrer Umwelt (Schadstoffe am Arbeitsplatz) gestellt (siehe S. 90 ff.).

Die körperliche Untersuchung

Die sorgfältige körperliche Untersuchung ist der zweite Schritt. Neben der Beurteilung, ob die typischen männlichen Geschlechtsmerkmale normal ausgebildet sind, werden auch bestimmte Allgemeinerkrankungen wie die Blutzucker- und Bluthochdruckkrankheit, Erkrankungen der Leber und der Schilddrüse sowie neurologische Störungen ausgeschlossen bzw. erkannt.

Dann werden Ihre Hoden untersucht. Im Unterschied zu den Eierstöcken der Frau können die Hoden direkt abgetastet werden. Das Hodenvolumen wird mithilfe eines Instrumentes geschätzt. Anschließend werden die Nebenhoden und die Samenleiter abgetastet, um knotenförmige Verdickungen und Verhärtungen zu erkennen. Besonders wird darauf geachtet, ob sich am Hodensack Krampfadern befinden, die die Samenbildung beeinträchtigen können (siehe S. 84).

Abschließend werden die Vorsteherdrüse und die oberhalb davon liegenden Bläschendrüsen vom Enddarm aus untersucht (rektale Untersuchung). Die körperliche Untersuchung wird durch die sonographische Untersuchung ergänzt.

Die Spermauntersuchung

Im Gegensatz zu den Eizellen der Frau sind die Samenzellen des Mannes der direkten Untersuchung leicht zugänglich. Ihr Arzt wird Ihnen empfehlen, vor der Untersuchung der Samenflüssigkeit 3–5 Tage Enthaltsamkeit zu üben. Die Samenflüssigkeit wird möglichst am Ort der Untersuchung durch Samenspende (Masturbation) gewonnen, um schädigende Einflüsse beim Transport zu umgehen. Sie sollten die Samenflüssigkeit auch nicht in einem Kondom auffangen. Inhalts- und Puderstoffe, die im Kondom enthalten sind, schädigen die Samenzellen empfindlich.

Unter normalen Umständen beträgt die Menge der Samenflüssigkeit (Ejakulat) 2–5 Milliliter. Das frisch entleerte Ejakulat ist flockig bis zähflüssig, hat einen rosskastanienartigen Geruch und sieht durchsichtig bis gelblich aus. Bevor die Spermien unter dem Lichtmikroskop untersucht werden, bleibt die Samenflüssigkeit zunächst für eine halbe Stunde bei Zimmertemperatur stehen. In dieser Zeit verflüssigt sich das Sperma. Nach dem Samenerguss erleiden die meisten Spermien nämlich einen Schock, d.h. sie bleiben zunächst liegen und bewegen sich nicht vorwärts. Ein Tropfen der Samenflüssigkeit wird dann in eine spezielle Zählkammer gebracht. Unter dem Mikroskop werden die Spermien ausgezählt und auf ihre Beweglichkeit hin beurteilt, d.h. daraufhin, ob sie sich schnell oder langsam vorwärts bewegen oder unbeweglich sind und ob sie miteinander verklumpen.

Ein weiteres Kriterium, das geprüft wird, ist die Form der Samenzellen. Möglichst viele Spermien sollten normal geformt sein. Werden die Spermien unter dem Lichtmikroskop betrachtet, lässt sich grob ein Kopf von einem Schwanzstück unterscheiden. Gewöhnlich findet sich in der Samenflüssigkeit immer ein bestimmter Anteil von Spermien, die Missbildungen aufweisen. Das ist normal. Kopf und Schwanz der Samenzellen sind z.B. doppelt ausgebildet oder auf andere Art deformiert (siehe Abb. 12).

Zahl, Beweglichkeit und Gestalt der Spermien werden als Ejakulatparameter bezeichnet. Diese Parameter unterliegen bei ein und demselben

Mann von Untersuchung zu Untersuchung außerordentlich großen Schwankungen. Eine einzige Spermauntersuchung lässt deshalb keine endgültige Aussage zu, ob die Zeugungsfähigkeit normal oder eingeschränkt ist. Aus Beobachtungen bei fruchtbaren Männern, die über mehrere Wochen untersucht wurden, ist bekannt, dass die Zahl der Spermien zwischen 2 und 170 Millionen pro Milliliter schwanken kann. Die Konsequenz dieser Erkenntnis ist: Es muss mehrfach untersucht werden. Andererseits darf eine festgestellte schlechte Spermaqualität nicht dazu verleiten, die Suche nach möglichen Ursachen bei der Frau zu vernachlässigen, denn in einer Partnerschaft liegen nicht selten mehrere fruchtbarkeitsmindernde Faktoren vor.

Das Spermiogramm

In der Praxis werden das Spermavolumen, die Zahl und die Beweglichkeit der Samenzellen und die Angabe, wie viel Prozent der Spermien normal geformt sind, in einer Tabelle dokumentiert. Diese Tabelle wird »Spermiogramm« genannt. Die »Normalwerte« des Spermiogramms sind folgende:

Spermavolumen:	2–5 Milliliter
Spermienzahl:	20–150 Millionen/Milliliter
Beweglichkeit:	Größer als 50 Prozent
Normale Formen:	Größer als 50 Prozent

Die im Spermiogramm aufgeführten Ejakulatparameter sagen letztendlich nicht aus, ob Ihre Samenzellen auch tatsächlich befähigt sind, die Eizelle Ihrer Partnerin zu befruchten. Um diese biologische Funktion der Samenzellen zumindest annäherungsweise erfassen zu können, werden zusätzliche Tests durchgeführt. Der in dieser Hinsicht aussagekräftigste Test ist naturgemäß das Eintreten einer Schwangerschaft. Allerdings haben die wenigsten Männer, die sich in der Kinderwunsch-Sprechstunde untersuchen lassen, dafür bereits den erfolgreichen Nachweis erbracht.

In-vitro-Befruchtung einer Eizelle

Dem »Schwangerschaftstest« am nächsten kommt die so genannte In-vitro-Befruchtung einer Eizelle (siehe S. 176 ff.). Dafür wird Ihrer Frau eine Eizelle entnommen und mit Ihren Samenzellen zusammengebracht. Tritt hierbei eine Befruchtung ein, sind die Chancen, eigene Kinder haben zu können, als günstig einzuschätzen. Allerdings bedeutet eine außerhalb des Mutterleibes befruchtete Eizelle noch lange nicht, dass daraus auch eine Schwangerschaft mit der Geburt des ersehnten Kindes resultiert. Nachteil des Testes ist, dass dieser sehr aufwändig ist, da es immer einen operativen Eingriff erfordert, um Eizellen zu gewinnen. Der In-vitro-Test kommt deshalb nur für Paare infrage, deren Kinderlosigkeit mit der IVF-Methode (siehe S. 176 ff.) behandelt wird.

Die In-vitro-Fertilisation ist nicht nur eine Behandlungsmethode bei ungewollter Kinderlosigkeit, sondern zugleich auch ein diagnostisches Verfahren, denn sie lässt eine Aussage darüber zu, ob ein Paar die berechtigte Chance auf ein eigenes Kind hat oder nicht.

Weitere Tests

In der normalen Kinderwunsch-Sprechstunde werden einfach durchzuführende und nicht belastende Tests angewendet. Mit ihrer Hilfe werden biologische Teilfunktionen der Samenzellen auf ihrem Weg von der Scheide bis zum Erreichen des befruchtungsfähigen Eies in den Eileiter erfasst.

Es gibt eine Reihe von Untersuchungsmethoden, die die Verträglichkeit von Samenzellen und Gebärmutterhalsschleim testen. Der am weitesten verbreitete ist der Postkoitaltest (siehe S. 115 f.). Die Frage, ob er dazu geeignet ist, eine Schwangerschaft vorauszusagen, ist umstritten. Sicher ist jedoch, dass bei Paaren, die im Postkoitaltest gute Ergebnisse zeigen, auch höhere Schwangerschaftsraten beobachtet werden.

Die Tests werden auch gekreuzt durchgeführt. Hierbei wird die Verträglichkeit von Gebärmutterschleim Ihrer Partnerin mit der Spermaprobe eines mit Sicherheit fruchtbaren Mannes und von Ihrem eigenen Sperma mit dem Schleim einer mit Sicherheit fruchtbaren Frau getestet. Diese Tests geben Hinweise, in welchem System die Störungen liegen und wie sie sich behandeln lassen.

Hormonuntersuchungen

Auch die Geschlechtsfunktionen des Mannes werden – wie die der Frau – von dem Sexualzentrum im Zwischenhirn und von der Hirnanhangsdrüse hormonell und nervös geregelt (siehe S. 46 f.). Die Samenbildung wird von dem follikelstimulierenden Hormon FSH, die Bildung von Testosteron in den Hoden von dem luteinisierenden Hormon LH gesteuert. Untersucht werden FSH, LH, das Testosteron und das Prolaktin. Daraus lässt sich erkennen, ob ein Hormonmangel oder eine hormonale Fehlsteuerung der Hodenfunktionen vorliegt, die die verminderte Fruchtbarkeit bewirkt.

Hodenbiopsie

Bei der Hodenbiopsie wird das samenbildende Gewebe, das durch einen kleinen operativen Eingriff gewonnen wird, unter dem Mikroskop untersucht. Im Anschluss an die Operation wird Ihnen der Arzt empfehlen die Hoden hoch zu lagern und für 1–2 Wochen ein Suspensorium zu tragen. Eine Hodenbiopsie wird z. B durchgeführt, wenn bei normalen Hormonwerten keine oder nur wenige Samenzellen im Ejakulat gefunden werden.

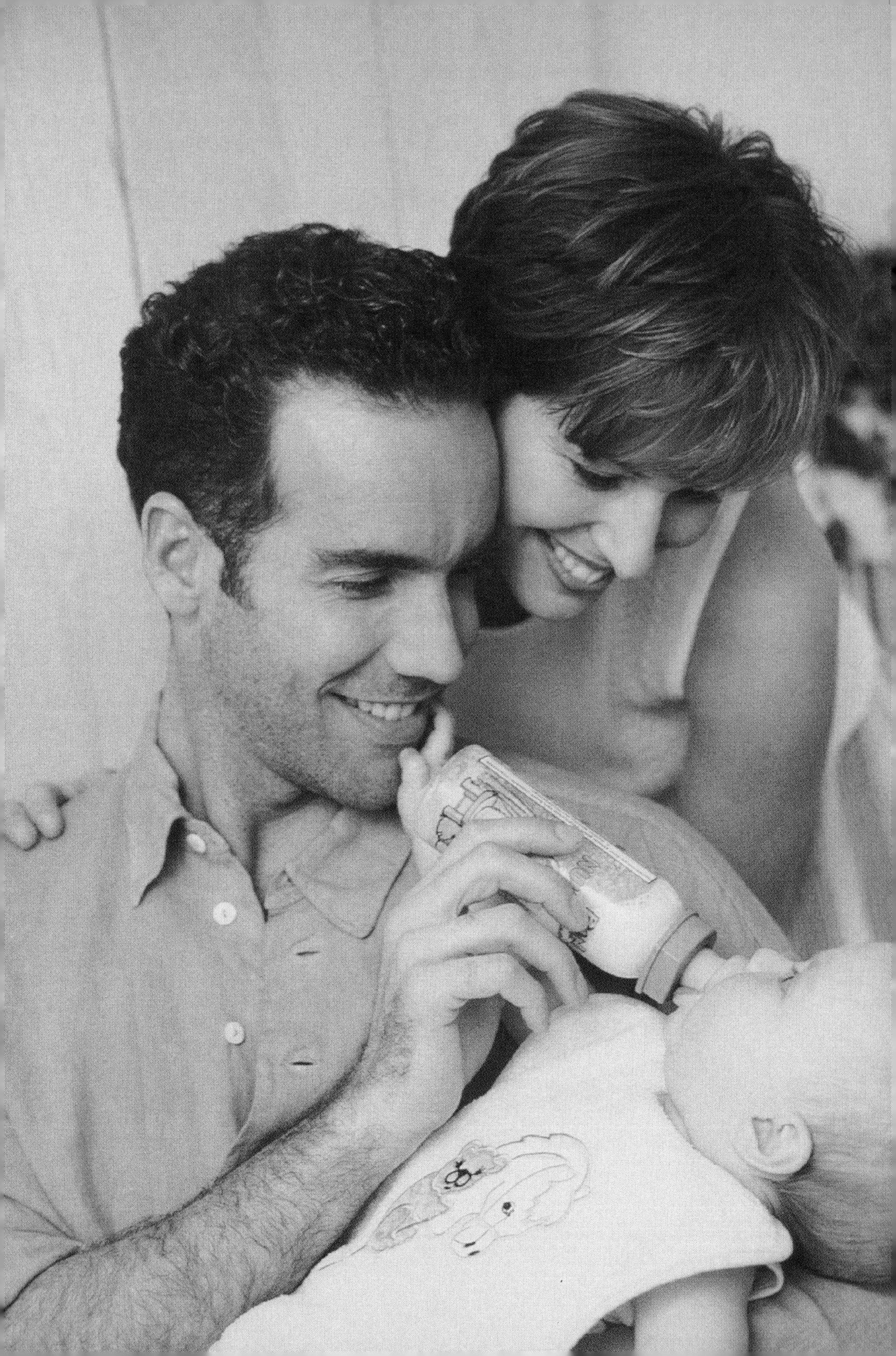

Wie Ihre Kinderlosigkeit behandelt und überwunden werden kann

Je genauer die Ursachen der Kinderlosigkeit bekannt sind, desto besser können Sie behandelt werden. Aber selbst die Ausschöpfung aller modernen Therapien verhilft nicht immer zum gewünschten Kind. Etwa die Hälfte der betroffenen Paare muss sich mit der Tatsache abfinden, keine eigenen Kinder haben zu können. Die Empfängnisschwierigkeiten eines Paares können häufig ohne großen Behandlungsaufwand beseitigt werden. Bereits ausführliche Gespräche führen bei einem Großteil zum ersehnten Ziel.

Die psychosomatische Betreuung

Grundsätzlich müssen bei jeder Form der Behandlung der ungewollten Kinderlosigkeit die individuellen seelischen und emotionalen Gegebenheiten des Paares berücksichtigt und mitbehandelt werden. Allein schon die Erkenntnis, spontan kein Kind haben zu können, muss zunächst einmal seelisch verarbeitet werden. In dieser Phase steht die Angst im Vordergrund, derjenige zu sein, bei dem das »Handikap« bestehen könnte. Dies trifft für beide Partner in gleicher Weise zu, nur mit dem Unterschied, dass Männer sich eher passiv verhalten, sich scheuen, offen darüber zu sprechen und im Vergleich zu Frauen meist mehr Schwierigkeiten haben, ihre Beschwerden einzugestehen. Hier können sich bereits erste Beziehungskonflikte einstellen. Es ist deshalb sinnvoll, so früh wie möglich diese Thematik direkt anzusprechen. Gegebenenfalls wird eine psychologische Betreuung eingeleitet, um fehlgeleitete Bewältigungsstrategien zu behandeln.

Da viele Männer – im Gegensatz zu ihren Frauen – nur begrenzt über ihre Körperfunktionen und über Störungen der Zeugungsfähigkeit Bescheid wissen, können Informationsgespräche helfen, Kenntnislücken zu beseitigen, falsche Vorstellungen ins rechte Licht zu rücken und Ängste abzubauen. Besprechen Sie Ihre Probleme und Schuldgefühle zusammen mit Ihrer Partnerin und Ihrem Arzt. Gehen Sie auch an Tabuthemen heran. Gespräche in einer vertrauensvollen Atmosphäre wirken stressmindernd und damit fruchtbarkeitsfördernd.

Offene Aussprache hilft

Die übersteigerte Motivation, unbedingt ein eigenes Kind haben zu wollen, den Kinderwunsch als absoluten Lebensmittelpunkt zu betrachten und »alles dafür zu tun«, dieses Ziel zu erreichen, kann auf Ihre Seele schwangerschaftsverhütend wirken. Sie können sich von diesem Druck befreien, wenn Sie sich dessen bewusst werden. Eine offene Aussprache wird Ihnen Perspektiven aufzeigen, den Weg aus der Krise zu finden.

Auch der Druck innerhalb der Familie kann ein erheblicher Stressfaktor werden, unter dem besonders ausländische Paare leiden, in deren Kultur Kinder ganz selbstverständlich und unhinterfragt in eine Ehe gehören. Ständig werden sie gefragt, ob es denn nun endlich geklappt hat. In solchen Situationen ist ein Wohnortswechsel zu überlegen, um diesen »Erfolgsdruck« von sich abzuschütteln.

Während der Behandlung Ihres Kinderwunsches wird es immer wieder Phasen geben, die Ihre seelische und emotionale Befindlichkeit beeinträchtigen. Vor allem dann, wenn das Erfolgserlebnis, ein Kind mit nach Hause nehmen zu können, ausbleibt, obwohl Sie alle körperlichen und psychischen Belastungen geduldig ertragen haben und keine finanziellen Mittel gescheut haben. Es besteht die Gefahr, dass Ihr Tun und Ihre Partnerschaft an Spontaneität verlieren. Partnerschaftliche Konflikte und sexuelle Störungen können die Folge sein.

Überlegen Sie sich kritisch von Zeit zu Zeit, ob Sie auch weiterhin die Behandlungsstrapazen auf sich nehmen wollen, oder ob es nicht besser ist zu akzeptieren, dass Sie Ihr Leben fortan ohne eigenes Kind gestalten. Auch diese Erkenntnis ist als eine erfolgreiche Kinderwunschbehandlung zu werten. Sie werden spüren, dass Ihnen dann ein Stein vom Herzen fällt und Sie wieder unbeschwert und glücklich leben können.

Vor diesem Hintergrund ist es sicher sinnvoll, den Alltags- und Befruchtungsstress einmal hinter sich zu lassen. Eine Urlaubsreise in ein fernes Land kann Entspannung und Erholung bringen und alltägliche Probleme vergessen lassen. Es ist auch empfehlenswert, einmal eine Kur zu machen, welche bekanntermaßen in Verbindung mit Massage, Moorbädern oder -packungen oder einer entsprechenden Diät und sportlicher Betätigung zu einer Harmonisierung von Körper und Seele führen kann.

Welche Naturheilverfahren helfen weiter?

Bei unerfülltem Kinderwunsch werden u. a. Akupunktur, Homöopathie und Phytotherapie eingesetzt. Sie sollten sich dabei aber vor Augen halten, dass eine naturheilkundliche Behandlung grundsätzlich nicht als Alternative, sondern als eine Erweiterung der herkömmlichen medikamentösen und operativen Behandlungskonzepte zu verstehen ist.

Akupunktur

Akupunktur ist eine Jahrtausende alte Behandlungsmethode der altchinesischen Medizin und stellt eine spezielle Form der Hautreiztherapie dar. Auf der Körperoberfläche, die in 14 Leitbahnen, den so genannten Meridianen, aufgeteilt ist, werden ausgewählte Punkte mit dünnen Spezialnadeln, vor allem aus Stahl, gestochen und stimuliert (siehe Abb. 31). Es gibt über 360 festgelegte Akupunkturpunkte, die den »Strom der Lebensenergie« fortleiten und die mit inneren und äußeren Organen verbunden sind. Eine Sonderform der Körperakupunktur ist die Ohrakupunktur. Das Ohr repräsentiert hier gleichsam als Mikrosystem den menschlichen Körper.

Die Akupunkturbehandlung erfolgt individuell, ist schmerzfrei und erstreckt sich in der Regel über einen Zeitraum von 8–12 Wochen mit 1–2 Sitzungen pro Woche. Die Akupunkturnadeln bleiben 20–30 Minuten pro Sitzung liegen.

Wo wird Akupunktur eingesetzt?

Sie haben sicher schon gehört, dass die Akupunktur angewandt wird, um Schmerzzustände jeglicher Art zu beheben beziehungsweise zu lindern. Zahlreiche andere Anwendungsgebiete haben sich zusätzlich herauskristallisiert. Dazu gehören funktionell bedingte Zyklus- und Hormonstörungen der Frau, die mit Akupunktur erfolgreich behandelt werden können. Auch die Spermaqualität kann durch Akupunktur günstig beeinflusst werden.

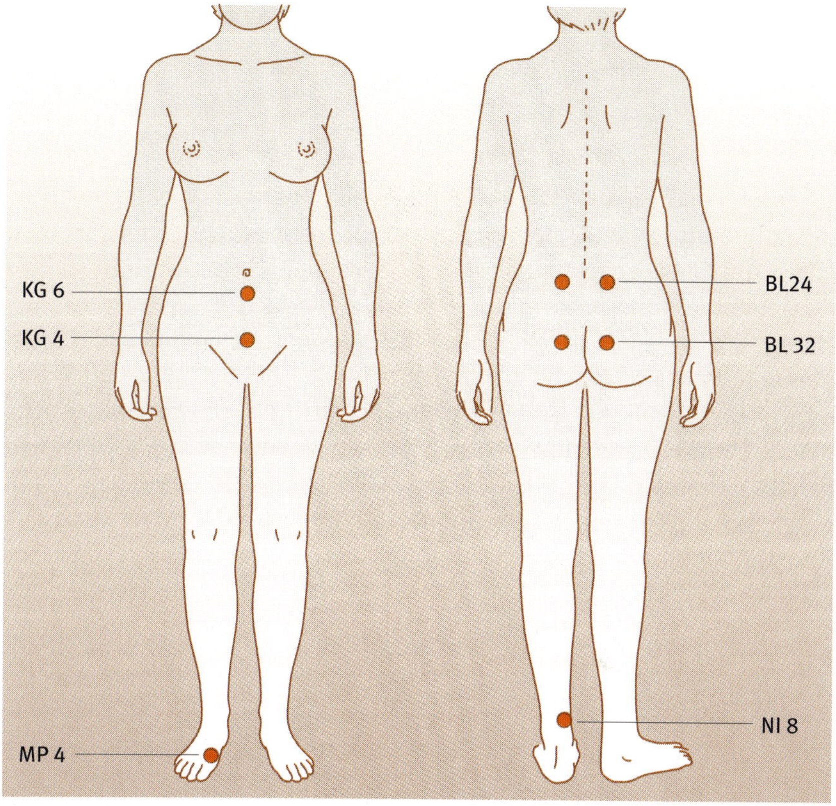

Abb. 31: Bei der Kinderwunschbehandlung werden Akupunkturpunkte im Bauch- und Rückenbereich und an den Extremitäten stimuliert.

Wie wirkt die Akupunkturbehandlung?

Die Nadelung eines Akupunkturpunktes bewirkt eine minimale Verletzung des umgebenden Gewebes. Die Folge davon ist, dass Schmerzempfänger gereizt und die Reize über Nervenfasern zum Gehirn weitergeleitet werden. Dort werden dann die Bildung und die Ausschüttung von körpereigenen Schmerzmitteln, den so genannten Endorphinen und anderen hormonartigen Substanzen, beeinflusst. Gerade bei Frauen mit Kinderwunsch scheint die durch Akupunktur herbeigeführte Veränderung des Endorphinstoffwechsels besonders bedeutsam zu sein, denn es gibt

Hinweise dafür, dass durch ein Ansteigen der Endorphinkonzentration im Blut der Eisprung ausgelöst wird.

Homöopathie

Der homöopathische Behandlungsansatz beruht auf der von Samuel Hahnemann im Jahre 1796 aufgestellten Ähnlichkeitsregel: »Ähnliches wird durch Ähnliches geheilt.« Hahnemann hat im Selbstversuch Chinarinde eingenommen und beobachtet, dass dadurch dieselben Symptome auftraten wie bei dem damals sehr verbreiteten Wechselfieber. Jedem homöopathischen Mittel kann so – bedingt durch die ausgelösten Symptome – ein spezifisches Arzneimittelbild zugeschrieben werden. Das Arzneimittelbild und der individuelle Krankheitszustand, d. h. das subjektive Befinden zusammen mit den vorliegenden objektiven Befunden, sollen möglichst ähnlich sein. Eine homöopathische Arznei ist also in der Lage, Krankheiten mit Symptomen, die dem Arzneimittel weitestgehend entsprechen, zu heilen.

Wie wird das homöopathische Arzneimittel gegeben?

Um die Nebenwirkungen abzuschwächen, wird das homöopathische Arzneimittel in Stufen verdünnt. Dabei wird vor jeder Verdünnungsstufe die Arznei verschüttelt oder verrieben und somit dynamisiert. Dieser Vorgang wird auch Potenzierung genannt. Heutzutage werden Verdünnungen von 10 000, 100 000 oder noch höheren Stufen verwendet. Eine heilende Wirkung ist selbst in hohen Verdünnungsreihen zu beobachten. Bei Kinderwunsch werden Homöopathika in einer Dosierung von 3 bis 30 Dezimalpotenzen über eine längere Zeit hinweg eingenommen. Die Arzneimittel werden nach den Vorschriften des Deutschen Homöopathischen Arzneibuches aus pflanzlichen Urtinkturen, aus Metallen und anderen organischen und anorganischen Stoffen zubereitet. Mehr als 2 500 homöopathische Mittel sind verfügbar.

Wie wird das richtige Homöopathikum gewählt?

Die Homöopathie erklärt eine Erkrankung als Schwächung der Lebensenergie. Die Symptome einer Krankheit sind als der individuelle Ausdruck dieser geschwächten Lebensenergie zu verstehen. Ein homöopathisches Arzneimittel heilt dadurch, dass es die Lebensenergie wieder stärkt und dadurch die Symptome zum Verschwinden bringt. Aus Erfahrung ist bekannt, dass die Erscheinungsbilder ein und derselben Krankheit äußerst unterschiedlich sein können und die Beschwerden von jedem Menschen anders erlebt und empfunden werden. Die Ärztin erfasst deshalb die Gesamtheit der Symptome eines Krankheitsbildes, gleicht dann die individuellen Beschwerden mit dem Arzneimittelbild ab und wählt so das für Sie passende homöopathische Arzneimittel aus.

Homöopathische Arzneimittel helfen bei hormonell bedingten Zyklusstörungen wie Ausbleiben der Menstruationsblutungen (Amenorrhoe, siehe S. 119, Abb. 21) und bei Zyklusbeschwerden wie Brustspannen, Unterbauchbeschwerden, starke und verlängerte Regelblutungen etc. (prämenstruelles Syndrom). Häufig verwendet werden Arisolochia clematitis, Aurum metallicum, Borax, Natrium chloratum oder Platinum metallicum.

Während einer homöopathischen Behandlung sollten Sie auf Koffein und Gewürze verzichten und auch keine campherhaltigen Salben verwenden. Die Wirkung des homöopathischen Arzneimittels könnte sonst aufgehoben werden.

Wurde bei Ihnen eine Belastung mit Umweltschadstoffen nachgewiesen, kann die Entgiftung des Körpers mit homöopathischen Arzneimitteln erfolgreich durchgeführt bzw. unterstützt werden. Es ist dabei sinnvoll, die Ausleitungs- oder Drainagebehandlung durch die gleichzeitige Gabe der Vitamine A, C und E zu unterstützen (siehe S. 163 ff.).

Phytotherapie

Unter Phytotherapie wird die Anwendung pflanzlicher Arzneimittel zur Vorbeugung und Behandlung von Krankheiten bezeichnet. Verwendet werden Arzneimittel, die ausschließlich oder überwiegend aus Pflanzen, Pflanzenteilen und Zubereitungen daraus bestehen, soweit sie nicht der homöopathischen und nicht der anthroposophischen Stoffgruppe zuzuordnen sind.

Pflanzliche Arzneimittel sind imstande, hormonelle Störungen, die sich im Ausbleiben der Periodenblutungen oder in einer Schwäche des Gelbkörpers zeigen, zu beheben. Besonders bewährt haben sich hier Präparate aus Mönchspfeffer (latein.: Vitex agnus castus). Die Pflanze ist ursprünglich im Mittelmeergebiet beheimatet. Heute ist sie auch in Asien, Afrika und Amerika zu finden. Die Wirkung wird so erklärt, dass unter der Einnahme von Mönchspfeffer das Brustmilchhormon Prolaktin gesenkt und dadurch die gestörte Freisetzung der Hormone aus der Hirnanhangsdrüse behoben wird. Als Folge davon normalisiert sich die Zyklusfunktion wieder. Handelspräparate sind z.B. Agnolyt, Agnucaston, Agnufemil, Femicus, Hewekliman, Kytta-Femin, Strotan.

Die medikamentöse Behandlung

Bei der Frau stellen ein unzureichendes Wachstum der Eibläschen, der ausbleibende Eisprung und die Gelbkörperschwäche die häufigsten Ursachen für das Nicht-Schwangerwerden dar (siehe S. 71 ff.). Natürlich muss bekannt sein, welche Hormonstörung zugrunde liegt und wo der Sitz dieser Störung (Eierstöcke, Gehirn etc.) ist. Dementsprechend gibt es verschiedene Medikamente mit unterschiedlichen Angriffspunkten und Wirkungsweisen.

Behandlung von Schilddrüsenerkrankungen

Eine Unterfunktion der Schilddrüse (Hypothyreose) wird durch die tägliche Zufuhr des Schilddrüsenhormons Thyroxin behandelt. In Jodmangelgebieten wird einer Schilddrüsenunterfunktion durch zusätzliche tägliche Jodzufuhr mit dem Essen (z.B. in Form von jodiertem Speisesalz) vorgebeugt.

Auch wenn Sie eine Überfunktion der Schilddrüse (Hyperthyreose) haben, kann dies fruchtbarkeitsmindernd sein. In diesem Fall muss Ihr Schilddrüsenstoffwechsel medikamentös wieder normalisiert werden. Dies geschieht in Zusammenarbeit mit einem Arzt für Innere Medizin.

Behandlung der Hyperprolaktinämie

In etwa 15–20 Prozent der Fälle, bei denen der Eisprung ausbleibt, ist das Prolaktinhormon aus der Hirnanhangsdrüse im Blut erhöht (siehe S. 74). Neben den eher seltenen prolaktinbildenden Tumoren in der Hirnanhangsdrüse und neben Schilddrüsenerkrankungen können vor allem bestimmte Medikamente, wie zum Beispiel Psychopharmaka, die Prolaktinproduktion erhöhen und Unfruchtbarkeit zur Folge haben. Wenn diese Gründe ausgeschlossen sind, kann der erhöhte Prolaktinspiegel im Blut durch Medikamente wie Bromocriptin, Cabergolin oder Metergolin gesenkt werden. Diese so genannten Prolaktinhemmer normalisieren die Bildung und Ausschüttung des Hormons in der Hirnanhangsdrüse, so dass es wieder zum Eisprung kommen kann.

Da das Prolaktin vor allem nachts ausgeschüttet wird, sollten Sie die Hauptdosis abends vor dem Zubettgehen einnehmen. Dies hat zudem noch den Vorteil, dass Sie die unerwünschten Nebenwirkungen des Medikaments (Magen-, Darm-, Kreislaufbeschwerden) verschlafen. Die Prolaktinhemmer werden bis zum Eintreten einer Schwangerschaft ununterbrochen eingenommen. Handelspräparate sind z.B. Bromocriptin ratiopharm, Dostinex, Kirim gyn, Liserdol, Norptolac, Pravidel.

Behandlung der Hyperandrogenämie

Bei der Hyperandrogenämie (S. 74) werden zu viele männliche Hormone im weiblichen Körper gebildet. Bei Übergewichtigkeit sollten Sie zunächst versuchen, Ihr Gewicht zu reduzieren. Das ist die einfachste Behandlung. Auch medikamentös lässt sich die Produktion männlicher Hormone bremsen, so dass die hormonellen Zyklusläufe wieder normal funktionieren. Da der vermehrten Bildung männlicher Hormone häufig eine Überfunktion der Nebennierenrinde zugrunde liegt, werden Ihnen zusätzlich geringe Mengen Glukokortikoide gegeben. Bei der in der Kinderwunschbehandlung benötigten sehr niedrigen Dosierung sind Nebenwirkungen dieses Medikamentes nicht zu befürchten.

Die Behandlung vorzeitiger Wechseljahre

Nicht selten haben Frauen mit der Diagnose »vorzeitige Wechseljahre« oder bei Vorliegen des so genannten »resistenten Ovarsyndroms« (siehe S. 75) noch einen Kinderwunsch. Die Möglichkeit, dass betroffene Frauen dann schwanger werden können, ist nicht ganz ausgeschlossen. Es gibt Fälle von Schwangerschaften, die sowohl unter der zyklischen Behandlung mit Östrogen-Gestagenen als auch während des Weglassens dieser Hormonsubstitution zustande kamen.

Außerdem können folgende Behandlungsformen versucht werden, um eine Schwangerschaft herbeizuführen:

- die Behandlung mit Ovulationshemmern (»Antibabypille«),
- hoch dosierte Gonadotropin-Behandlungen (siehe S. 174 f.), auch in Kombination mit Östrogenen,
- eine Behandlung mit Glukokortikoiden.

Auch durch eine Eizellspende besteht eine Chance, dass Sie doch noch schwanger werden. Die Gebärmutterschleimhaut wird durch körperidentisches Östrogen (z.B. Progynova) auf die Übertragung vorbereitet. Nach der Embryoübertragung wird die Gebärmutterschleimhaut durch Östrogene und Gelbkörperhormon (Utrogest, Crinone, Progosteran Depot Jenapharm) weiter stimuliert. Die Zufuhr dieser Hormone ist erforderlich, da die Eierstöcke keine Hormone mehr bilden. Ist es zu einer Schwangerschaft gekommen, werden die Hormone bis in die 12.–14. Schwangerschaftswoche weiter zugeführt. Ab da produziert der Mutterkuchen dann genügend Hormone, um die Schwangerschaft zu erhalten.

In der Bundesrepublik ist die Eizellspende nach dem Embryonenschutzgesetz verboten (siehe S. 211 ff.).

Medikamente, die die Eireifung anregen

Bleibt trotz normaler Hormonwerte der Eisprung aus, werden das Wachstum der Eibläschen und die Eireifung im Eierstock durch Medikamente angeregt, die eine vermehrte Bildung und Ausschüttung der Freisetzungshormone im Zwischenhirn bewirken. Die Freisetzungshormone geben der Hirnanhangsdrüse den Befehl, die Produktion des follikelstimulierenden Hormons (FSH) und des luteinisierenden Hormons (LH) zu steigern. Das vermehrt im Blut zirkulierende FSH regt im Eierstock die Entwicklung der Eibläschen an. Der Eisprung wird durch das luteinisierende Hormon ausgelöst (siehe S. 119).

Das Medikament mit der stärksten Wirkung auf das Wachstum der Eibläschen ist das Clomifen. Es ist als Clomhexal, Clomifen ratiopharm und Dyneric im Handel, und die Einnahme erfolgt in Tablettenform. Da die Eierstöcke sehr unterschiedlich und von Zyklus zu Zyklus verschieden auf Clomifen ansprechen, muss die Dosierung individuell erfolgen und die Wirksamkeit überprüft werden. Dies geschieht am besten durch Ultraschalluntersuchungen in Kombination mit Hormonbestimmungen. Dadurch wird auch festgestellt, ob ein Eisprung erfolgt ist.

Da mehr als ein Eibläschen heranreift, muss in etwa 20 Prozent mit Mehrlingsschwangerschaften gerechnet werden. Meistens sind es Zwillinge. Die kindlichen Fehlbildungen sind nicht erhöht. Auch besteht kein erhöhtes Risiko, an Eierstockskrebs zu erkranken. Es wird empfohlen, sechs Behandlungszyklen nicht zu überschreiten.

Die Hormonbehandlung mit den Gonadotropinen LH und FSH

Nicht immer reagieren die Eierstöcke auf die Medikamente, die die Entwicklung der Eibläschen anregen: die Eibläschen wachsen dann nicht in ausreichender Zahl und Größe heran und der Eisprung bleibt aus. In solch einer Situation ist eine Behandlung mit Hormonen aus der Hirnanhangsdrüse, dem luteinisierenden Hormon (LH) und/oder dem Follikel stimulierenden Hormon (FSH) angezeigt. Diese Hormone aus der Hirnanhangsdrüse werden Gonadotropine genannt. Die Gonadotropine wirken direkt auf die Eierstöcke und regen dort die Entwicklung der Follikel an. Die vielfältigen und ineinander greifenden Abläufe Ihres eigenen Hormonsystems werden bei dieser Behandlung umgangen.

Ähnlich wie die Tabletten zur Eibläschenreifung werden die Gonadotropine nach bestimmten Schemata als Injektionen beispielsweise in den Gesäßmuskel oder in das Unterhautfettgewebe des Bauches gegeben. Auch die Dosierung der Gonadotropine muss sehr individuell erfolgen, da die Eierstöcke bei derselben Frau in nacheinander folgenden Behandlungszyklen ganz unterschiedlich reagieren können.

Die Behandlung mit Hormonen der Hirnanhangsdrüse erfordert eine sorgfältige Überwachung des Zyklus. Dies geschieht durch engmaschige Ultraschalluntersuchungen und Hormonbestimmungen. Hierzu gehen Sie z. B. ab dem 8. Zyklustag morgens in die Praxis oder Klinik. Es wird Ihnen dann Blut zur Bestimmung von Hormonen abgenommen und die Ultraschalluntersuchung durchgeführt. Nachmittags kann Ihnen Ihr Arzt anhand der gemessenen Ultraschalldaten (Zahl, Größe und Wachstumszunahme der Eibläschen) und der Hormonwerte mitteilen, welche Dosis für Sie die richtige ist. Wenn Sie dies wünschen, können Sie die Injektionen in das Unterhautfettgewebe (subcutane Injektion) nach Anleitung auch selbst vornehmen.

Durch das Selbstinjizieren kann der körperliche und psychische Stress bei der Kinderwunschbehandlung deutlich reduziert werden. Sie brauchen dann bei der täglichen HMG-Verabreichung nicht mehr die Hilfe Ihres Frauenarztes in Anspruch zu nehmen.

Die Auslösung des Eisprungs

Der Eisprung wird durch das luteinisierende Hormon ausgelöst. Bis kurz vor dem Eisprung werden im Blut niedrige Konzentrationen von LH im Blut gemessen. Wenn der LH-Wert ansteigt, kommt es 24–26 Stunden später zum Eisprung. Kommt man diesem spontanen, körpereigenen LH-Anstieg zuvor, indem dieser rechtzeitig erkannt wird, lässt sich der Zeitpunkt des Eisprungs durch eine auslösende Spritze festlegen. Dazu werden 5000 oder 10 000 Einheiten humanes Choriongonadotropin (HCG, z. B. Choragon, Pregnesin, Predalon) gegeben und zwar vor dem spontanen Anstieg. Durch die HCG-Gabe wird quasi der körpereigene LH-Anstieg simuliert. Der Eisprung ist 34–36 Stunden danach zu erwarten – ein Vorgehen, das als das »Timing« des Eisprungs bezeichnet wird (siehe Abb. 32).

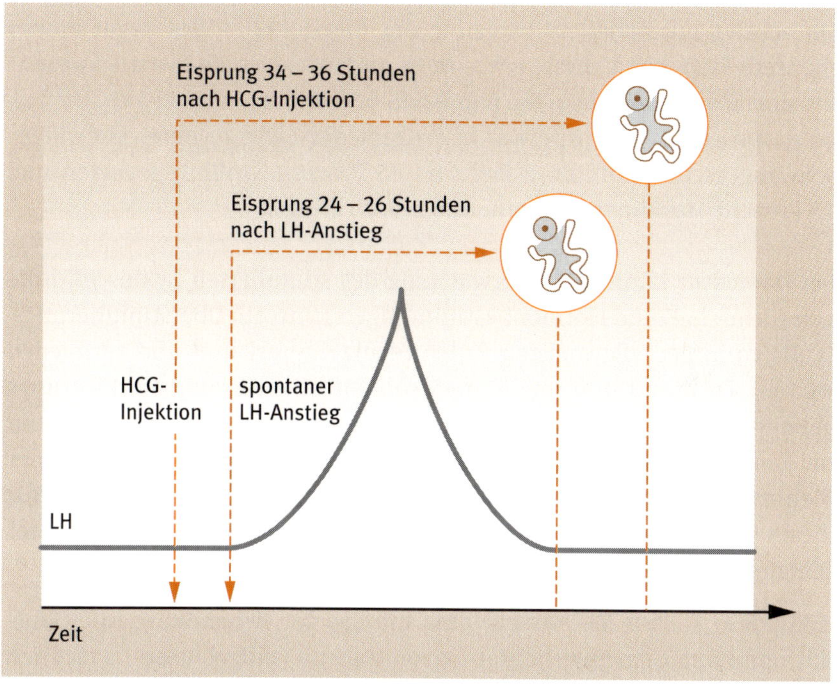

Abb. 32: Das »Timing« des Eisprungs. Das Eisprung auslösende Hormon LH kündigt den bevorstehenden Eisprung an. Bis kurz vor dem Eisprung werden im Blut niedrige LH-Konzentrationen gemessen. Steigt der LH-Wert plötzlich an, kommt es 24 bis 26 Stunden später zum Eisprung. Wird vor diesem spontanen LH-Anstieg eine »auslösende Spritze« (HCG) verabreicht, ist 34 bis 36 Stunden danach der Eisprung zu erwarten.

Nebenwirkungen der Gonadotropinbehandlung

Komplikationen bei der Hormonbehandlung sind grundsätzlich dann zu erwarten, wenn der Eisprung bei einer Überstimulierung der Eierstöcke zusätzlich medikamentös ausgelöst wird. Als Folge davon können die Eierstöcke in größere Zysten umgewandelt werden, die mitunter den gesamten Bauchraum ausfüllen. Störungen des Wasser- und des Elektrolythaushaltes können sich einstellen. Die schwereren Verlaufsformen dieses so genannten Überstimulationssyndroms erfordern eine stationäre Behandlung.

Da bei der hormonellen Anregung der Eierstöcke in der Regel immer mehrere Eibläschen heranreifen, ist es möglich, dass die Eierstöcke mehr als eine Eizelle freigeben, die potenziell befruchtet werden kann. Die Folge davon ist, dass es in etwa 20 Prozent der Fälle zu einer Mehrlingsschwangerschaft kommt. Dabei sind 85 Prozent Zwillingsgeburten und 15 Prozent Mehrlingsgeburten, also z. B. Drillinge.

Bei intensiver klinischer Überwachung des stimulierten Zyklus mithilfe von Ultraschall und Hormonbestimmungen kann ein Überstimulierungssyndrom in den allermeisten Fällen rechtzeitig erkannt und vermieden werden. Da dieses stets an die medikamentöse Auslösung des Eisprungs gebunden ist, wird Ihr Arzt auf die »auslösende Spritze« verzichten, wenn im Eierstock zu viele Eibläschen herangereift sind. Ist die Gefahr einer Mehrlingsschwangerschaft groß, wird er Ihnen raten, die Behandlung für dieses Mal zu stoppen. Natürlich sollten Sie dann auch nicht miteinander schlafen.

Außerdem sollten Sie wissen, dass infolge der Behandlung mit Gonadotropinen mit einem erhöhten Prozentsatz an Fehlgeburten zu rechnen ist, was sicherlich mit dem vermehrten Auftreten von Mehrlingsschwangerschaften zusammenhängt. Kinder, die nach einer Hormonbehandlung auf die Welt kommen, weisen keine erhöhte Fehlbildung auf. Auch das Risiko, an Eierstockskrebs zu erkranken, ist nicht erhöht.

Wie erfolgreich ist die Hormonbehandlung?

Naturgemäß können von der Hormonbehandlung nicht alle profitieren. Je nach Voraussetzung wird eine Schwangerschaftsrate im Mittel von etwa 40 Prozent erzielt, wobei je nach Voraussetzung Schwankungen zwischen 25 und 80 Prozent angegeben werden. Sie sollten nicht enttäuscht sein, wenn sich nicht gleich nach der ersten Behandlung der Nachwuchs ankündigt. Erfahrungsgemäß treten die meisten Schwangerschaften erst nach 4–6 Behandlungszyklen ein. Die Behandlung erfordert also etwas Geduld.

Das Freisetzungshormon

Sprechen bei Ihnen die Eibläschen reifenden Medikamente nicht an oder reagieren Ihre Eierstöcke auf die Hormone der Hirnanhangsdrüse mit einer Überstimulierung, ist die Gabe von Freisetzungshormon zu erwägen. Es wird im Zwischenhirn gebildet und steuert die Ausschüttung von FSH und LH im Vorderlappen der Hirnanhangsdrüse (siehe S. 24 f.). Die Erfolg versprechende Anwendung des Freisetzungshormons setzt eine intakte Funktion der Hirnanhangsdrüse voraus.

Bei der Behandlung Ihrer Hormonstörung mit dem Freisetzungshormon bleibt der hormonale Regelkreis mit Rückkopplungseffekt zwischen dem Zwischenhirn, der Hirnanhangsdrüse und den Eierstöcken erhalten. Wie in Ihrem spontanen Zyklus reift jeweils nur ein Eibläschen heran. Überstimulierungsreaktionen sind deshalb nicht zu erwarten. Dies ist einer der Vorteile bei dieser Form der medikamentösen Behandlung.

Gebräuchliche Medikamente zur Kinderwunschbehandlung bei Hormonstörungen

Freinamen	Handelspräparate
Medikamente zur Wachstumsanregung der Eibläschen (Clomifen)	Clomhexal 50, Clomifen ratiopharm, Dyneric
Prolaktinhemmer (Bromocriptin, Liserdol, Metergolin)	Bromocriptin, Dostinex, Kirim gyn, Liserdol, Pravidel, Norprolac
Gonadotropine (FSH/LH)	Humegon, Menogon, Pergonal
Reines FSH	Fertinorm, Gonal-F75/150, Puregon 50 IE/100IE
Gonadotropin-Freisetzungshormon	Lutrelef
Agonisten des Gonadotropin-Freisetzungshormons	Decapeptyl s.c., Enantone-Gyn s.c., Suprecur (Spray), Synarela (Spray)
Eisprung auslösende Spritze	Choragon, Predalon, Pregnesin, Primogonyl
Unterstützung der Gelbkörperphase	Choriongonadotropine (Choragon, Predalon, Pregnesin), Progesteron (Crinone, Progesteron Depot Jenapharm, Utrogest, Graribinon)

Verabreichung des Freisetzungshormons

Das Freisetzungshormon kann nicht als Tablette oder durch Injektionen verabreicht werden. Es wird Ihrem Körper als Dauerinfusion mithilfe einer computergesteuerten Minipumpe (Abb. 30) zugeführt. Nur so ist eine genügende Eireifung mit einem Eisprung zu erwarten. Hierzu wird eine Verweilkanüle in eine Armvene oder in das Unterhautfettgewebe der Bauchdecke eingeführt, welche mit dem Infusionsapparat in Verbindung steht. Dieser enthält den Vorrat an Freisetzungshormon. In Abständen von 90 Minuten wird dem Kreislauf eine vorher genau festgelegte Menge an Freisetzungshormon zugeführt. Die Menge und die Injektionsintervalle werden an der Minipumpe exakt eingestellt. Die kleine Pumpe tragen Sie an einem Gürtel unter der Kleidung, so dass sie nicht auffällt. Sie selbst werden dadurch so gut wie nicht beeinträchtigt und können Ihren alltäglichen Aktivitäten wie gewohnt nachgehen.

Wenn das Eibläschen reif und sprungbereit ist, kann der Eisprung zusätzlich medikamentös ausgelöst werden. Dafür wird Ihnen das menschliche Schwangerschaftshormon (Humanes Choriongonadotropin, HCG) injiziert, das in seiner Wirkung dem luteinisierenden Hormon ähnelt (so genannte auslösende Spritze, siehe S. 148). Das HCG simuliert den körpereigenen Anstieg des luteinisierenden Hormons und löst dadurch den Eisprung aus. Der Eisprung ereignet sich etwa 34–36 Stunden nach der Verabreichung von HCG (siehe Abb. 32). Nach dem Eisprung wird der Infusionsapparat entfernt.

Wie lange wird behandelt?

Die Anwendung des Freisetzungshormons zur Behandlung der hormonell bedingten Unfruchtbarkeit ist wegen des zeitlichen und finanziellen Aufwandes die dritte Stufe der Hormonbehandlung. Die Dauerinfusion mit dem Freisetzungshormon ist so lange erforderlich, bis es zum Eisprung kommt. Bei leichteren Formen der Hormonstörung kann dieser bereits nach etwa 14 Behandlungstagen eintreten. Bei schwereren Verlaufsformen wird der Eisprung später erfolgen, so dass Sie eine sehr viel längere Behandlungsdauer, unter Umständen von Wochen, in Kauf nehmen müssen.

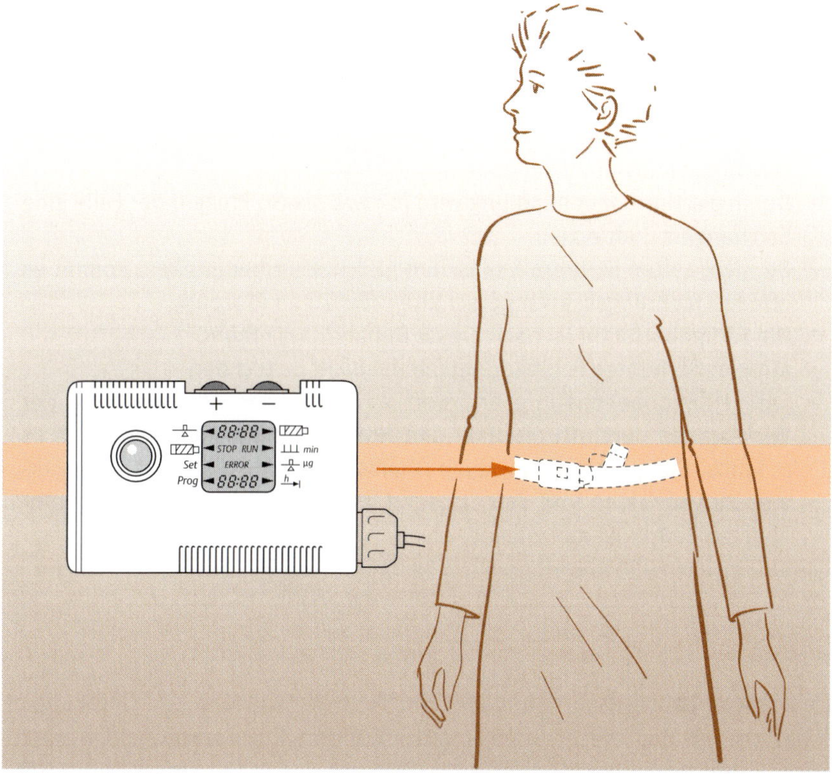

Abb. 33: Das Freisetzungshormon wird über eine computergesteuerte Minipumpe verabreicht (siehe Text). Ihren alltäglichen Aktivitäten können Sie wie gewohnt nachgehen.

Die Erfolge, die mit der Behandlung des Freisetzungshormons erzielt werden, sind recht günstig. Ein Eisprung wird bei etwa 80 Prozent und eine Schwangerschaft bei rund 30 Prozent der behandelten Frauen erzielt.

Die hormonelle Kinderwunschbehandlung bei der Frau:

- Mit den Medikamenten zur Anregung des Wachstums der Eibläschen, den Hormonen der Hirnanhangsdrüse (FSH und LH) und dem Freisetzungshormon lassen sich die jeweils zugrunde liegenden Hormonstörungen individuell behandeln.
- Durch die Hormonbehandlung wird in etwa 40–80 Prozent der Fälle eine Schwangerschaft erzielt.
- Da nicht selten mehrere Eibläschen gleichzeitig heranreifen, kommt es öfter zu Mehrlingsschwangerschaften (bis zu 20 Prozent).
- Die Fehlgeburtsrate ist nach dieser Behandlung erhöht.
- Mit einer erhöhten Fehlbildungsrate ist nicht zu rechnen.
- Jede Hormonbehandlung erfordert eine intensive Überwachung der Wirksamkeit durch Ultraschall- und Hormonuntersuchungen. So ist es möglich, Komplikationen wie die Überstimulierung der Eierstöcke wirksam zu vermeiden und den Eisprung im Behandlungszyklus zum günstigsten Zeitpunkt auszulösen.

Die Behandlung der Endometriose

Es ist bekannt, dass Endometrioseherde sich während der Schwangerschaft und in den Wechseljahren zurückbilden. Die Endometriose macht dann keine Beschwerden mehr. Das Prinzip der medikamentösen Endometriosebehandlung ist, der Wirkung der Östrogene, die die Endometrioseherde stimulieren, entgegenzuwirken oder die Hormonbildung und -ausschüttung in den Eierstöcken zu unterdrücken. Dies kann erreicht werden durch Gestagene, das Danazol und die so genannten Agonisten des Gonadotropin-Freisetzungshormons (siehe S. 156). Grundsätzlich muss jede Frau, die unter Endometriose leidet, individuell behandelt werden.

Gestagene hemmen die Östrogenproduktion in den Eierstöcken, wodurch die Endometriose quasi »ausgetrocknet« wird. Danazol hemmt den Eisprung und die Bildung von Östrogenen in den Eierstöcken. Infolgedessen schrumpfen die Endometrioseherde. Diese Medikamente werden kontinuierlich über einen Zeitraum von 3–6 Monaten eingenommen. Nebenwirkungen wie z. B. Appetit- und Gewichtszunahme, Akne und Hitzewallungen bilden sich nach Absetzen der Behandlung vollständig zurück.

Neuere Mittel gegen die Endometriose sind die Agonisten des Freisetzungshormons. Der wesentliche Unterschied zum natürlichen Freisetzungshormon (siehe S. 151 ff.) besteht darin, dass die Substanzen nicht so schnell inaktiviert werden und deshalb länger und stärker wirken. Werden diese Medikamente gegeben, kommt es zunächst zu einer massiven Ausschüttung der Gonadotropinhormone LH und FSH und damit auch des Östrogens. Darum werden Agonisten des Freisetzungshormons anfangs in der zweiten Zyklushälfte verabreicht. Hier überwiegt die Wirkung des Gelbkörperhormons und mildert dadurch mögliche Nebenwirkungen der Östrogene ab. Danach, bei Fortführen der Behandlung, wird die Eierstocksfunktion unterdrückt, weil der natürliche Regelkreis jetzt unterbrochen ist. Durch das damit verbundene Absinken der Östrogenspiegel im Blut auf niedrige Werte wird eine Situation hergestellt wie in den Wechseljahren: ein Zustand des relativen Östrogenmangels. Dadurch erklären sich die Wirkungen und die Nebenwirkungen einer solchen Behandlung. Die Wucherungen der ortsfremd angesiedelten Gebärmutterschleimhaut werden gestoppt.

Die Nebenwirkungen gleichen Wechseljahresbeschwerden. Die Hauptbeschwerden sind Hitzewallungen. Während der Behandlung hören die Menstruationsblutungen auf. Die Wechseljahresbeschwerden bilden sich nach Ende der Behandlung wieder vollständig zurück.

Wie werden die Medikamente verabreicht?

Die Medikamente werden einmal im Monat unter die Haut oder in den Muskel gespritzt oder mehrmals täglich in die Nase gesprüht. Normalerweise werden sie ein halbes Jahr lang verabreicht. Dann ist zu erwarten, dass die Endometriose verschwunden ist.

Die Agonisten des Freisetzungshormons werden auch zur Rückbildungsbehandlung von Uterusmyomen eingesetzt und bei der medikamentösen Stimulation der Eierstöcke. Sie verhindern hier ein zu frühes Auftreten des Eisprungs und eine vorzeitige Gelbkörperbildung. Dadurch wird die Qualität der heranreifenden Eizellen verbessert.

Gebräuchliche Medikamente zur Endometriosebehandlung

Medikamentenbezeichnung	Handelsname
Gestagene	
Lynestrenol	Orgametril
Medroxyprogesteronacetat	Clinovir, Farlutal
Norethisteronacetat	Primolut-Nor, Norethisteron 1 mg/5mg Jenapharm Tabletten
Danazol	Winobanin
Agonisten des Freisetzungshormons	
Buserelin (Nasenspray)	Suprecur
Goserelin (Depot-Injektionslösung s. c.)	Zoladex-Gyn
Leuprorelin (Depot-Injektionslösung i. m.)	Enantone-GYN
Naftarelin (Nasenspray)	Synarela
Triptorelin (Depot-Injektionslösung i. m.)	Decapapetyl

(i. m. = intramuskulär, in den Muskel; s. c. = subcutan, unter die Haut)

Die Hormonbehandlung des Mannes

Ähnlich wie die Eireifung und die Auslösung des Eisprungs bei der Frau unterliegen die Hodenfunktionen beim Mann einer zentralen hormonellen Regulierung (siehe S. 46). Und zwar wird die Samenbildung in erster Linie durch das follikelstimulierende Hormon (FSH) angeregt. Aber auch das Testosteron, dessen Produktion vor allem durch das luteinisierende Hormon (LH) gesteuert wird, ist für die Bildung der Samenzellen wichtig (siehe Abb. 11). Allerdings ist die medikamentöse Behandlung der männlichen Unfruchtbarkeit eher unbefriedigend. Dies liegt daran, dass wir letztlich über die Vorgänge, die den männlichen Störungen zugrunde liegen, noch recht wenig wissen.

Bekannt ist, dass es aufgrund eines Mangels der Hormone aus der Hirnanhangsdrüse zu einer Unterfunktion der Keimdrüsen kommt. Durch Zufuhr dieser Hormone (FSH und LH) wird diese Störung nahezu ausnahmslos behoben, was sich in den hohen Raten eintretender Schwangerschaften widerspiegelt. Die andere bekannte Störung ist die Hyperprolaktinämie. Durch die medikamentöse Normalisierung der Prolaktinbildung mit Bromocriptin, Cabergolin oder Metergolin (siehe S. 145) wird in den meisten Fällen die Zeugungsfähigkeit wiederhergestellt. Aus den Erfahrungen der medikamentösen Behandlung männlicher Störungen bleibt festzuhalten, dass die optimale Zyklusregulierung der Partnerin die beste Behandlung der eingeschränkten Fruchtbarkeit beim Mann ist.

Da die Bildung der reifen Samenzelle aus ihren Vorstufen etwa 72 Tage dauert, erstreckt sich die Behandlung auch über diesen Zeitraum. Bis sich ein Erfolg einstellt, müssen Sie also Geduld aufbringen.

Besondere Behandlungen bei eingeschränkter Samenqualität

In den letzten Jahren sind spezielle Behandlungsformen entwickelt worden, die auch bei eingeschränkter oder schlechter Spermaqualität noch Schwangerschaften ermöglicht haben:

- die intrauterine Insemination (siehe S. 168 ff.),
- die extrakorporale Befruchtung (siehe S. 176 ff.),
- der intratubare Gametentransfer (siehe S. 94 ff.) und
- die Injektion von Samenzellen in die Eizelle (siehe S. 157 ff., 190).

Das Prinzip all dieser Behandlungen ist, Samenzellen und Eizellen näher zusammenzubringen, den Kontakt zwischen Samenzellen und Eizellen zu erleichtern bzw. Samenzellen direkt in die Eizelle zu injizieren. Durch neue Techniken wird das Eindringen der Samenzellen in die Eizelle erleichtert. Dies gelingt beispielsweise, indem die äußeren Schutzhüllen der Eizellen entfernt bzw. aufgelockert werden, oder die Samenzellen in den Raum zwischen der äußeren Hülle der Eizelle und der Eizellmembran eingespritzt werden (siehe Abb. 34).

Die Mikroinjektion von Samenzellen in die Eizelle

Unter diesem Verfahren (auch ICSI-Verfahren: Intrazytoplasmatische Spermieninjektion) wird die direkte Injektion von beweglichen Samenzellen in das Innere der Eizelle verstanden. Unter dem Mikroskop werden mit einer Mikropipette sich schnell vorwärts bewegende Samenzellen eingefangen und direkt in das Innere der Eizelle injiziert.

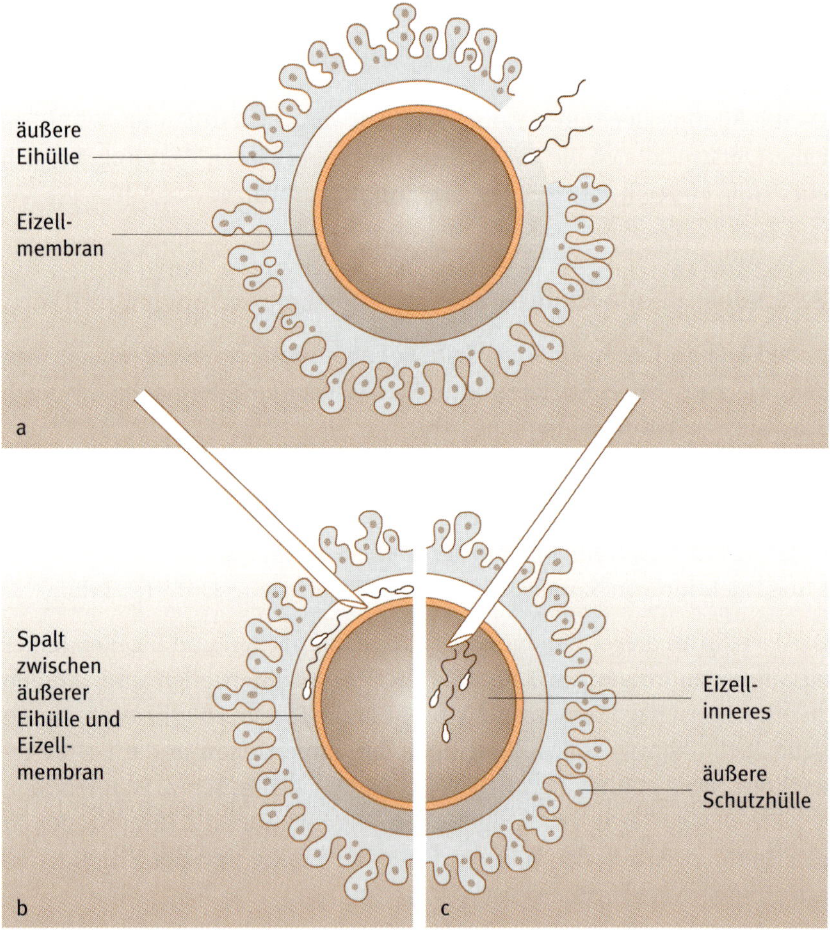

Abb. 34: Behandlungsformen bei schlechter Spermaqualität. Das Eindringen der Samenzellen in die Eizelle kann erleichtert werden, wenn die äußere Schutzhülle der Eizelle entfernt wird (a), die Samenzellen in den Raum zwischen äußerer Eihülle und Eizellmembran (b) oder direkt in das Innere der Eizelle injiziert werden (c).

Nach den bisher vorliegenden Daten liegt die Fehlbildungsrate bei diesem Verfahren nicht höher als im Bevölkerungsdurchschnitt. Auch kamen in den Analysen nicht mehr Fehlgeburten vor wie dies bei vorausgegangenen In-vitro-Fertilisationen (IVF, siehe S. 188 ff.) der Fall gewesen war.

Sind in der Samenflüssigkeit keine Spermien vorhanden, kann versucht werden, Samenzellen aus dem Hodengewebe oder den Nebenhoden zu gewinnen, um diese dann für die Injektion in die Eizelle zu verwenden. Da hierfür die Hoden punktiert werden müssen, heißt dieses Verfahren testikuläre Spermienextraktion (TESE) bzw. MESA (Abkürzung von **m**ikrochirurgischer **e**pididymaler **S**perma**a**spiration).

TESE und MESA werden mit dem ICSI-Verfahren kombiniert. ICSI kann unmittelbar nach der Extraktion der Samenzellen aus dem Hoden- oder Nebenhodengewebe durchgeführt werden. Das gewonnene Hoden- oder Nebenhodengewebe lässt sich aber auch tieffrieren, so dass die Injektion zu einem späteren Zeitpunkt erfolgen kann. TESE und MESA bedeutet für Männer, deren Hodengewebe schwer geschädigt ist (z. B. Sertoli-Leydig-Zell-Syndrom, siehe S. 85) oder deren ableitende Samenwege anlagebedingt fehlen, noch eine Chance, ein eigenes Kind zu zeugen.

Die operative Behandlung

Das Ziel eines operativen Eingriffs bei unerfülltem Kinderwunsch ist üblicherweise die Wiederherstellung »normaler« Verhältnisse an den Eileitern, so dass eine Schwangerschaft auf natürlichem Wege eintreten kann (siehe Abb. 5). Sind Ihre Eileiter an den Enden verschlossen, so dass die Eizellen nicht in die Eileiterkanäle gelangen können, oder sind der Eiauffangmechanismus oder Eitransport in die Gebärmutterhöhle gestört, weil die Eileiter als Folge von Entzündungen oder einer Endometriose (siehe S. 76 ff.) durch Verwachsungen nicht mehr beweglich sind, kann eine Operation helfen, die normale Eileiterfunktion wiederherzustellen. Dies geschieht entweder über eine Bauchspiegelung oder mittels eines Bauchschnittes.

Die Operationen werden unter mikrochirurgischen Bedingungen mit einem Operationsmikroskop durchgeführt. Durch die bis 40fache optische Vergrößerung lassen sich die geschädigten Eileiterstrukturen genau erkennen und im Detail darstellen. Die speziellen feinen Operationsinstrumente und feinen Nahtmaterialien erlauben eine genaue, zielgerichtete und schonende Präparation der zarten Eileiter. Mit dieser Operationstechnik werden Verwachsungen gelöst, neue Fransentrichter angelegt und die Eileitergänge wieder durchgängig gemacht.

Von einer neuen operativen Technik berichteten Ärzte des Mount Sinai Hospital aus Chicago. Mit einem Ballonkatheter haben sie erstmals einen verklebten Eileiter geöffnet. Der über einen Führungsdraht aufgezogene Katheter wird mithilfe eines Gebärmutterspiegels (siehe S. 129 f.) in den Eileiter eingeführt. Mit dem Draht wird die verklebte Stelle im Eileiter durchstoßen und der Katheter dort aufgeblasen.

Wie erfolgreich ist die chirurgische Behandlung?

Die Schwangerschaftsrate nach mikrochirurgischen Eingriffen liegt – abhängig von den Voraussetzungen, die die Patientinnen mitbringen – zwischen 5 und 30 Prozent. Naturgemäß haben Frauen im Alter zwischen 20 und 30 Jahren bessere Aussichten, danach spontan schwanger zu werden, als ältere. Die Chance auf eine Schwangerschaft ist günstig, wenn die Eileiter lediglich von Verwachsungen befreit werden müssen, dagegen schlecht, wenn die Eileiter durch vorausgegangene Entzündungen (Adnexitis, siehe S. 76 ff., Bauchfellentzündung) geschädigt sind.

80 Prozent der Schwangerschaften, die nach mikrochirurgischen Eingriffen an den Eileitern erzielt werden, treten innerhalb der ersten 9 Monate nach der Behandlung ein. Es empfiehlt sich daher, gerade in dieser unmittelbaren postoperativen Phase gezielt eine Schwangerschaft herbeizuführen. Noch bis 4 Jahre nach dem Eingriff kommt es zu Schwangerschaften; hat es allerdings nach dieser Zeit nicht geklappt, ist davon auszugehen, dass die Operation nicht erfolgreich war.

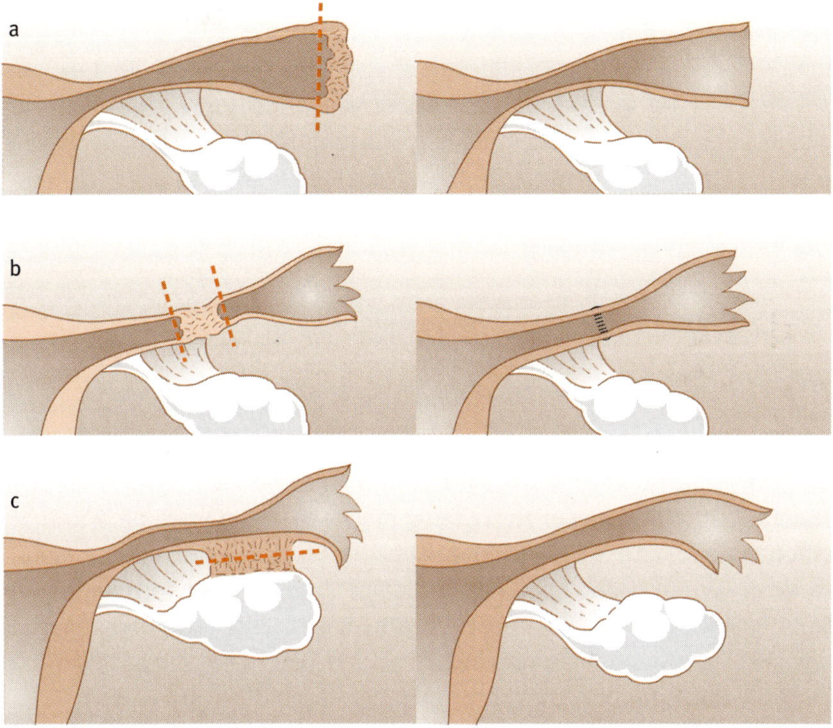

Abb. 35: Durch die operative Behandlung können verklebte Fransentrichter wieder geöffnet (a), verschlossene Eileiter wieder durchgängig gemacht (b) und Verwachsungen gelöst werden (c).

Nach einer mikrochirurgischen Sterilitätsoperation ist in etwa 7–10 Prozent der Fälle mit einer Eileiterschwangerschaft (siehe S. 206 ff.) zu rechnen. Diese macht sich dadurch bemerkbar, dass nach Ausbleiben der Regelblutung und dem Nachweis eines positiven Schwangerschaftstestes, meist in der 6.–8. Schwangerschaftswoche, plötzlich relativ starke Schmerzen im Unterbauch auftreten.

Eine mikrochirurgische Operation macht wenig Sinn, wenn das hoch empfindliche Gewebe der zarten Eileiter stark geschädigt ist. Es wurden zwar auch schon beim Menschen Versuche unternommen, gesunde Eileiter, die Spenderinnen im Rahmen einer Sterilisationsoperation entnommen wurden, Empfängerinnen mit irreparabel zerstörten Eileitern einzupflanzen (Transplantation von Eileitern), aber Schwangerschaften wurden bislang nicht erzielt, weil die transplantierten Eileiter als Fremdorgane vom Empfängerorganismus abgestoßen wurden.

Die Kosten für die Kinderwunschoperationen werden von den Krankenkassen übernommen.

Wenn Sie sich in früheren Jahren haben sterilisieren lassen ...

In Deutschland werden jährlich zwischen 30 000 und 50 000 Männer sterilisiert. Dazu werden die Samenleiter unterbunden. Etwa 6 Prozent wollen dies später wieder rückgängig machen, weil sie sich ein Kind mit einer neuen Partnerin wünschen. Um die Fruchtbarkeit wieder herzustellen, werden nach der herkömmlichen Operationstechnik die durchtrennten Samenleiter zusammengenäht. Bei 80 Prozent der so Operierten sind Spermien in den samenableitenden Wegen wieder nachweisbar. Liegt die Sterilisation viele Jahre zurück, werden die Nebenhoden oft zusätzlich geschädigt und das einfache Zusammennähen der Samenleiter bleibt dann meist erfolglos. In diesen Fällen kann ein neues mikrochirurgisches Operationsverfahren helfen: Die Samenleiter werden direkt an den Nebenhoden angeschlossen, und zwar genau dort, wo intakte Samenzellen vorhanden sind.

Ebenso kommt es manchmal vor, dass Frauen, die vor Jahren aus nicht medizinischen Gründen eine operative Eileiterunterbindung (Sterilisationsoperation) haben durchführen lassen, sich noch Kinder wünschen, weil sie beispielsweise eine neue Partnerschaft eingegangen sind.

Für die operative Wiederherstellung der Fruchtbarkeit brauchen die Krankenkassen die Kosten nicht zu zahlen, wenn die Unfruchtbarkeit bewusst mit Blick auf die Lebensgestaltung herbeigeführt worden ist (Entscheidung des 3. Senats des BSG, Az. 3 RK 48/83 vom 12. November 1985).

Was Sie außerdem noch beachten sollten

Was können Sie selbst noch dazu beitragen, die Chancen für eine erfolgreiche Behandlung Ihres Kinderwunsches zu erhöhen? Kurz gesagt: Optimieren Sie Ihren natürlichen Zyklus, achten Sie auf Ihre Ernährung und sorgen Sie dafür, dass Ihr Körper möglichst frei von Schwermetallen ist.

Das Ausschwemmen von Schwermetallen

Leben oder arbeiten Sie in einer mit Schwermetallen belasteten Umwelt, lässt sich Ihre individuelle körperliche Belastung durch den so genannten Dimivaltest abschätzen. Die Ausgangswerte werden im Urin bestimmt. In Abhängigkeit von Ihrem Körpergewicht nehmen Sie Dimercaptopropansulfonsäure (DMPS) Dimival ein, das die Schwermetalle bindet und aus dem Körper ausschwemmt. 2 Stunden später werden die Schwermetallkonzentrationen im Urin erneut gemessen. Bestimmt werden Quecksilber, Kupfer, Blei und andere Schwermetalle, je nachdem, in welcher Region Sie leben.

Spurenelemente und Vitamine

Schwermetalle werden aus dem Körper auch vermehrt ausgeschieden, wenn Sie Vitamine und Spurenelemente einnehmen. Beispielsweise unterstützt Zink die Ausschwemmung von Cadmium und Quecksilber. Selen hat den gleichen Effekt. Vitamin C und Calcium fördern die Bleiausscheidung. Selen und Vitamin E scheinen bei der Entgiftung von Quecksilber eine besondere Rolle zu spielen, denn Selen bindet das Quecksilber zu dem unschädlichen Quecksilberselenid. Dies ist auch der Grund dafür, dass Menschen mit Zahnfüllungen aus Amalgam ausreichend Selen (250 Mikrogramm täglich) zuführen sollten, um möglichen ungünstige Auswirkungen vorzubeugen. Darüber hinaus wird Selen zur Entwicklung der Hoden, der Samenzellen und für den Stoffwechsel des männlichen Sexualhormons benötigt. Zink und Selen sollen zeitlich getrennt voneinander eingenommen werden, da sonst ihre Wirkungen gegenseitig aufgehoben werden.

Was die Ernährung betrifft ...

Die Tatsache, dass Nahrungsmittel heute in fast unbegrenztem Ausmaß verfügbar sind, hat dazu geführt, dass Übergewicht und Fettsucht (Adipositas) in den westlichen Industrieländern sehr verbreitet sind. Auf der anderen Seite gilt in unserer Gesellschaft schön und attraktiv, wer schlank und sportlich ist. So unterziehen sich junge Frauen unzähligen Diäten, um diesem Schönheitsideal möglichst nahe zu kommen. Aber auch normal gewichtige Frauen machen Abmagerungskuren. Vor diesem Hintergrund ist die Zunahme von Essstörungen wie Magersucht und Bulimie, d.h. das Verschlingen großer Nahrungsmittelmengen, zu sehen. Diese mindern direkt und indirekt die Fruchtbarkeit der Frau. Im Besonderen stellen sich Hormonstörungen ein, die sich u.a. darin äußern, dass die Periodenblutungen ausbleiben. So zeigten Untersuchungen an untergewichtigen Frauen, die sich ein Kind wünschten, dass über 70 Prozent von ihnen nach weitgehender Normalisierung des Körpergewichtes schwanger wurden.

Wie Sie sich ausgewogen und gesund ernähren und Ihr Körpergewicht normalisieren, lesen Sie bitte ab Seite 97ff. nach. Wenn Sie an Fettsucht leiden, ist es ratsam, zur Behandlung eine Expertin aufzusuchen.

Folsäure

Unter den angeborenen Fehlbildungen ist die offene Wirbelsäule (Spina bifida) die häufigste. Etwa 4–5 Kinder pro 100 Geburten sind davon betroffen. Durch Folsäure kann das Auftreten dieser Missbildung wie auch andere Spaltbildungen im Gesicht, krankhafte Veränderungen im Herz-Kreislauf-System, an den ableitenden Harnwegen und an den Extremitäten vermieden werden. Aus diesem Grund empfiehlt es sich, Folsäure bereits vor dem Eintreten einer Schwangerschaft einzunehmen und die Zufuhr bis in die 26.–28. Schwangerschaftswoche fortzusetzen. Der in der Schwangerschaft stark erhöhte tägliche Folsäurebedarf ist aus Lebensmitteln kaum zu decken, da durch Lagerung und Erhitzen ein Großteil der Folsäure zerstört wird.

Mögliche Nahrungsergänzung bei Kinderwunsch

Spurenelement	Tägliche Dosis	Handelsname (Beispiele)
Calcium	500 mg	Calcium 500 Brausetabletten
Folsäure	400 mg	Folsan, Folsäurebiosyn
Jod	200 µg	Jodetten 200, Jodid 200
Selen	200 µg	Selenase, Selit
Zink	20 µg	Zinkotase, Zinkit
Vitamin C (Ascorbinsäure)	1 g	Vitamin C 1000 Tabletten
Vitamin E	200 mg	Vitamin E Stada Kapseln, E-Vitamin-ratiopharm 400
Multivitaminpräparate		Eunova, Femibion Mivitase 2000

Optimieren Sie Ihren natürlichen Zyklus

Häufig geht es auch ohne Hormone. Hierzu wird in Ihrem Zyklus die Entwicklung der Eibläschen und der Gebärmutterschleimhaut durch Ultraschall beobachtet. Ihre Ärztin wird von einem so genannten Zyklusmonitoring sprechen. Das erste Mal wird zwischen dem 8. und 10. Zyklustag geschallt. Zu diesem Zeitpunkt ist zu sehen, ob sich ein sprungreifes Eibläschen herausgebildet hat, und es wird gemessen, wie groß dieses ist. Das sprungreife Eibläschen wächst täglich um 1–2 Millimeter. Mit dem Eisprung ist zu rechnen, wenn das Eibläschen eine Größe von 20–25 Millimeter hat. In Kombination mit der Durchblutungsmessung in der Gebärmutter und in den Eierstöcken und Hormonbestimmungen von Östrogen, LH und Progesteron ist der Eisprung dann sehr genau voraussagbar (siehe S. 103, 148ff.). Wichtig ist für Sie, ob ein Eisprung auch tatsächlich stattgefunden hat. Dies lässt sich zuverlässig nur mit dem Ultraschall feststellen (siehe S. 120ff.).

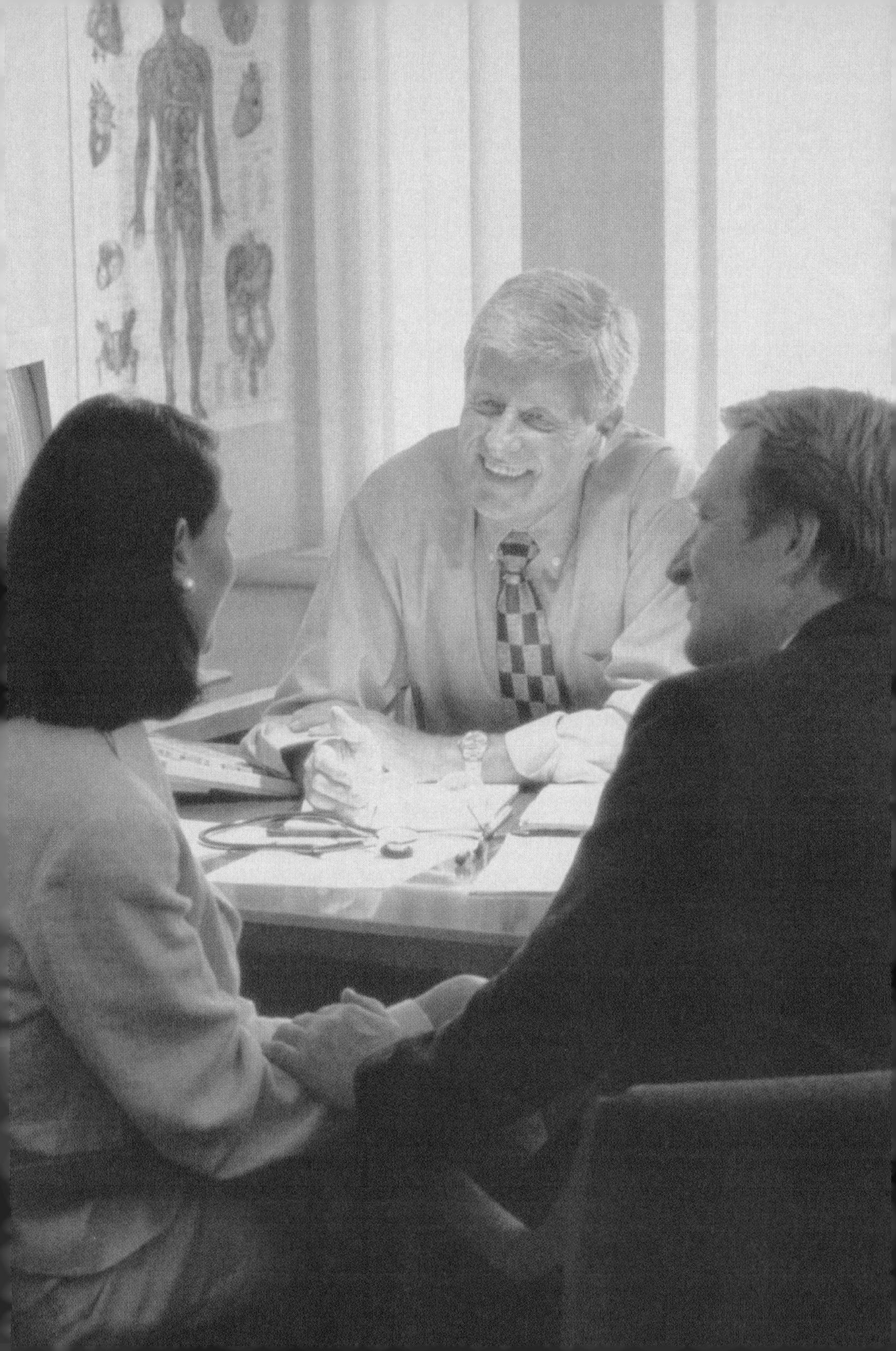

Welche besonderen Behandlungsformen sind zurzeit möglich?

Viele dieser besonderen Formen der Kinderwunschbehandlung werden in der Öffentlichkeit sehr kontrovers diskutiert: Muss es ein Kind sein um jeden Preis? Darf der Mensch alles medizinisch Mögliche und Denkbare tun? Schnell kommen wir hier zu ethischen Fragen, bei denen das Verantwortungsbewusstsein aller Beteiligten besonders gefordert ist. Irreführend wird bei diesen Behandlungen oft von »künstlicher Befruchtung« gesprochen. Die Befruchtung ist jedoch in allen Fällen natürlich. Sie findet nur nicht im Bett statt.

Die Samenübertragung

Vielleicht wird Ihnen Ihr Frauenarzt die Samenübertragung vorschlagen, um damit Ihre Empfängnisschwierigkeiten überwinden zu helfen. Diese Behandlungsmethode wurde bereits im 18. Jahrhundert durchgeführt. Darunter wird verstanden, dass das Sperma mittels einer Kappe vor den Gebärmuttermund oder mittels eines Katheters direkt in die Höhle der Gebärmutter oder in die Eileiter gebracht wird. Von dort wandern dann die Spermien wie bei der ganz normalen Empfängnis in die Eileiter. Die Befruchtung ist natürlich. Aber weil das Sperma instrumentell in die Scheide der Frau eingebracht wird, wird fälschlicherweise von »künstlicher« Übertragung gesprochen.

Wenn hierfür das Sperma Ihres Partners genommen wird, sprechen wir von der homologen Insemination. Bei einem so gezeugten Kind sind Sie auch die leiblichen Eltern. Das Sperma kann bei der Samenübertragung allerdings auch von einem anonymen Spender stammen. In diesem Fall spricht man von einer Fremdbefruchtung, die auch heterologe Insemination genannt wird. Das Erbmaterial (genetisches Material) dieses Kindes stammt dann zur einen Hälfte von der Frau, zur anderen Hälfte von einem fremden Spender. Der unfruchtbare Partner ist der so genannte soziale Vater. Der Samenspender ist der eigentliche genetische Vater.

Samenübertragungen finden immer öfter statt

Die Samenübertragung unter Verwendung von Fremdsperma wurde erstmalig im Jahre 1790 in Großbritannien von J. Hunter durchgeführt. Allerdings musste dieser erste Versuch erfolglos bleiben, da damals noch die Menstruationstage für die fruchtbaren Tage gehalten wurden. In aller Welt sind bisher Zehntausende von Kindern nach dieser Methode gezeugt worden. Allein in den USA werden gegenwärtig schätzungsweise 20 000 Kinder pro Jahr geboren, die aus einer heterologen Insemination stammen. Auch in Deutschland ist die Zahl der Übertragungen von Spendersamen deutlich angestiegen. Dies mag damit zu tun haben, dass durch eine weit verbreitete Geburtenkontrolle und die Liberalisierung der Schwangerschaftsunterbrechung die Zahl der zur Adoption zur Verfügung stehenden

Kinder drastisch abgenommen hat. Ein Kind zu adoptieren ist dadurch schwierig geworden. Außerdem meinen viele Paare, dass ein in die Familie geborenes Kind besser für eine glückliche Elternschaft ist.

Wie die Samenübertragung durchgeführt wird

Unabhängig davon, ob mit Eigen- oder Fremdsperma, wird zum Zeitpunkt des Eisprungs der Samen entweder mithilfe einer Kappe vor den Muttermund gebracht oder mittels eines Übertragungskatheters direkt in die Gebärmutterhöhle oder in die Eileiter eingespritzt (siehe Abb. 170). Die Kappe bewirkt, dass der Gebärmutterhals in die Samenflüssigkeit eingetaucht wird und das Sperma nicht aus der Scheide zurückfließt. Bei der zweiten Technik wird das Sperma mittels eines dünnen Katheters direkt in die Gebärmutterhöhle eingebracht. Bei diesem Verfahren muss das Sperma allerdings zuvor aufbereitet werden (siehe S. 88 f., 186). Es wird mit einer Nährstofflösung versetzt und zentrifugiert. Hierbei werden die Samenzellen von der Ejakulatflüssigkeit getrennt. Anschließend werden die zurückbleibenden Samenzellen mit Nährstofflösung überschichtet. Die beweglichen Samenzellen schwimmen in diese Schicht hinein und die dort angereicherten Samenzellen werden zur Insemination verwendet.

Normalerweise müssen die Samenzellen nach dem Erguss in die Scheide den Gebärmutterhalskanal überwinden, um an den natürlichen Befruchtungsort im Eileiter zu gelangen. Bei der Passage durch den Zervikalkanal machen sie einen Reifungsprozess durch, der sie befähigt, die Eizelle zu befruchten. Da dieser Reifungsprozess beim direkten Einbringen wegfällt, muss er im Labor nachvollzogen werden.

Die Samenübertragung ist nicht schmerzhaft. Sie entspricht einer normalen frauenärztlichen Untersuchung. Wenn Sie es wünschen, kann Ihr Partner bei der Übertragung selbstverständlich dabei sein. Nach der Samenübertragung ruhen Sie noch etwa 1 Stunde. Die Kappe können Sie selbst ohne Schwierigkeiten aus der Scheide herausnehmen oder aber durch Ihre Frauenärztin einen Tag später entfernen lassen.

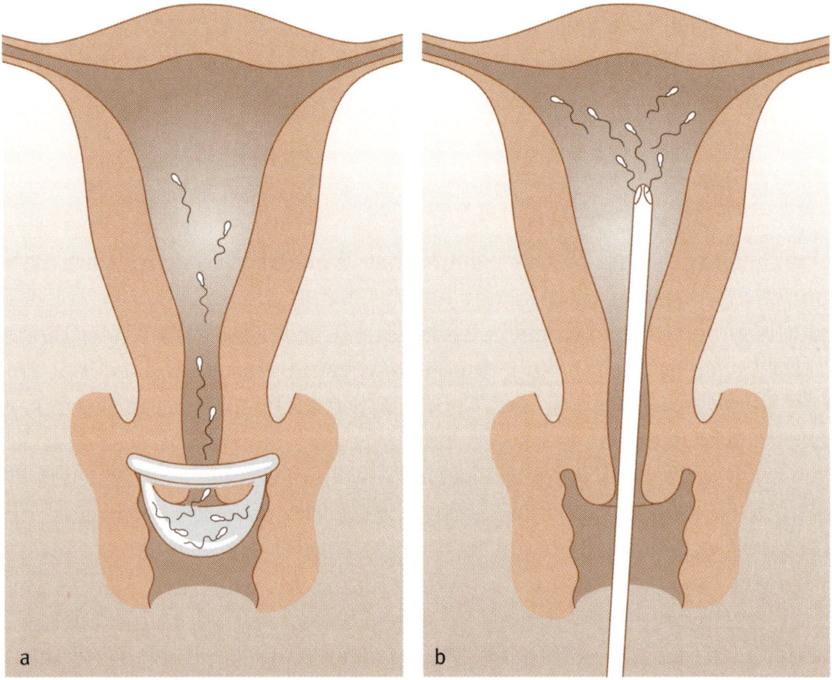

Abb. 36: Wie die Samenübertragung durchgeführt wird. Zum Zeitpunkt des Eisprungs wird das Sperma in einer Kappe vor den äußeren Muttermund (a) oder mithilfe eines Übertragungskatheters nach vorheriger Aufbereitung direkt in die Gebärmutterhöhle gebracht (b).

Der günstigste Zeitpunkt für die Samenübertragung

Der ideale Zeitpunkt für die Insemination ist die Phase um den Eisprung herum. Da die Spermien 24–48 Stunden oder noch länger überleben, treten auch Schwangerschaften ein, wenn der Samen 2 Tage zuvor übertragen wird.

Der zu erwartende Eisprung lässt sich aus dem Verlauf der morgendlichen Aufwachtemperaturkurve und anhand der Veränderungen des Zervixschleimes ungefähr vorhersagen. Wesentlich genauer wird der Eisprung durch Ultraschall und durch Hormonbestimmungen im Voraus festgelegt. Allerdings bedeutet diese Form der Zyklusüberwachung für Sie einen größeren zeitlichen Aufwand (siehe S. 120 ff. und 147, 148).

Die Übertragung von Eigensamen

Werden Spermien nicht in ausreichender Menge gebildet, ist ihre Beweglichkeit unzureichend oder ist die Zahl der missgebildeten Spermien hoch, kann die Übertragung von Eigensamen, die homologe Insemination, versucht werden. Diese Behandlung kann ebenfalls erfolgreich sein, wenn die Samenzellen nicht imstande sind, den Gebärmutterhalskanal zu passieren, weil die Schleimqualität schlecht ist. In diesen Fällen wird der Samen nach vorheriger Aufbereitung direkt in die Gebärmutterhöhle eingebracht (siehe S. 169 f.).

Es kommt äußerst selten vor, dass ein Samenerguss in die Scheide nicht möglich ist, weil zum Beispiel der Penis nicht normal ausgebildet ist. Aber auch in solchen Fällen kann die homologe Insemination zum Erfolg führen.

Je nach Voraussetzung bewegen sich die erzielten Schwangerschaftsraten zwischen 10 und 30 Prozent. Die Ergebnisse sind naturgemäß umso günstiger, je besser die Spermienqualität ist. Relativ gut wird mit dieser Methode die immunologisch bedingte Unfruchtbarkeit im Bereich des Gebärmutterhalses (siehe S. 88 f.) behandelt, wenn vorher in einer Nährlösung gewaschenes Sperma direkt in die Gebärmutterhöhle eingebracht wird. Die meisten Schwangerschaften werden nicht sofort, also bereits bei der ersten Behandlung erzielt, sondern treten häufiger erst in den darauf folgenden Behandlungszyklen ein. Bringen Sie also etwas Geduld mit. Es ergeben sich allerdings auch immer wieder Schwangerschaften bei schlechten Spermiogrammbefunden, ebenso wie viele Schwangerschaften im Anschluss an die Inseminationsbehandlung – in den Behandlungspausen – spontan eintreten.

Die Übertragung von Fremdsperma

Schätzungsweise jede 20. Partnerschaft bleibt wegen einer nicht zu behandelnden Unfruchtbarkeit des Mannes ungewollt kinderlos. In diesen Fällen kann die Behandlung mit Fremdsperma durchgeführt werden. Die erste Samenübertragung mit Fremdsperma wurde Ende des 18. Jahrhunderts vorgenommen. Trotz ethischer und juristischer Bedenken konnte sich diese so genannte heterologe Insemination auch in Europa durchsetzen. 1973 beschloss schließlich der Deutsche Ärztetag, dieses Behandlungsverfahren nicht länger als standesunwürdig anzusehen.

Eine heterologe Insemination kann auch notwenig werden, um eine mögliche Schädigung der Nachkommen durch eine Erbkrankheit zu vermeiden. Auch eine Querschnittslähmung des Partners stellt ein Paar vor die Entscheidung, die Kinderlosigkeit zu akzeptieren und sein Leben ohne das gewünschte Kind zu gestalten, oder eine Adoption in Erwägung zu ziehen, oder aber sich für eine Befruchtung der Ehefrau mit Fremdsamen zu entscheiden. Viele unfruchtbare Paare ziehen die heterologe Insemination einer Adoption vor, weil die Frau das Kind dann selbst austragen kann und dieses zumindest ihr eigenes ist.

Hinweis

Woran Sie denken sollten

Um eine Insemination mit Spendersamen durchführen zu lassen, sollten beide Partner sich dringend ein Kind wünschen und schon einige Jahre in einer stabilen Partnerschaft leben. Das Kind darf nicht als Lösungsmöglichkeit für Beziehungsprobleme gesehen werden. Die Frau sollte nicht älter als 38 Jahre alt sein, und es sollte eine komplikationslose Schwangerschaft zu erwarten sein.

Falls die Befruchtung mit Fremdsamen für Sie als mögliche Alternative infrage kommt, die eigene Kinderlosigkeit zu überwinden, sollten Sie sich bereits frühzeitig mit den vielschichtigen psychologischen, moralischen und rechtlichen Aspekten der heterologen Insemination vertraut machen. Führen Sie Ihre Gespräche offen, ehrlich und einfühlsam miteinander, damit nach der Geburt des Kindes erst gar keine Unstimmigkeiten auftreten. Sie sollten wissen, dass diese Behandlungsform heutzutage immer noch mit einem Tabu behaftet ist, dass sie in der Öffentlichkeit kontrovers und heftig diskutiert wird und die endgültige Klärung einiger Probleme in ethischer und juristischer Hinsicht auch in der nahen Zukunft nicht zu erwarten ist. Wie bei anderen Formen medizinischer Hilfeleistungen auf dem Gebiet der Fortpflanzung sollte aber gerade bei der Übertragung von Fremdsamen das Wohl des noch ungeborenen Kindes im Mittelpunkt Ihrer Entscheidung stehen.

Wie der Spender ausgewählt wird

Der Spender sollte dem nicht zeugungsfähigen Partner ähnlich sehen. Körpertyp und -größe, Haut-, Haar- und Augenfarbe sollten eine große Übereinstimmung aufweisen, wobei es natürlich nicht möglich ist, das genaue Aussehen des zu zeugenden Kindes im Voraus zu bestimmen. Der Spender sollte 20–30 Jahre alt sein und einen ähnlichen sozialen Status haben. Er muss gesund sein, Erbkrankheiten müssen ausgeschlossen sein. Seine Zeugungsfähigkeit sollte er durch eigene, gesunde Kinder unter Beweis gestellt haben. Daneben muss der Samenspender weiteren wichtigen Kriterien genügen. Übertragbare Krankheiten wie Geschlechtskrankheiten (Gonorrhoe, Syphilis), infektiöse Lebererkrankungen (Hepatitis) oder die Immunschwächekrankheit AIDS müssen durch entsprechende Tests vor einer Samenübertragung ausgeschlossen sein.

Samenbanken

Samenbanken wurden eingerichtet, um die bei der Auswahl der Samenspender gestellten Anforderungen möglichst komplett erfüllen zu können. Das Sperma wird bei minus 196 Grad Celsius in flüssigem Stickstoff tiefgefroren (Kryokonservierung) und bei dieser Temperatur bis zur Verwendung gelagert. Etwa 50 Prozent der Samenzellen überstehen das Einfrieren unbeschadet und sind nach dem Wiederauftauen befruchtungsfähig. Die Vorteile von tiefgefrorenem Sperma liegen darin, dass geeignete Proben bei

Bedarf zur Verfügung stehen, das Infektionsrisiko so gut wie ausgeschlossen und Anonymität gewährleistet ist.

Die Verwendung von Fremdsperma bei der heterologen Insemination stellt eine der möglichen Indikationen zur Kryokonservierung dar. Daneben wird Sperma bei Tumorerkrankungen (Hodentumoren, Tumoren des Blut bildenden Gewebes) vor einer geplanten Behandlung tiefgefroren, damit u. U. für später noch eine Zeugungsmöglichkeit gegeben ist.

Wie lange dauert es, bis frau schwanger wird?

Viele Paare sind der Meinung, dass bereits der erste Behandlungsversuch erfolgreich sein müsse, und sind sehr enttäuscht, wenn es dann nicht geklappt hat. Natürlich kann der Arzt, der die Befruchtung mit Spendersamen vornimmt, eine Schwangerschaft nicht garantieren. Nur etwa jede fünfte Frau wird gleich im ersten Behandlungszyklus schwanger. Das heißt: bei der Übertragung von Spendersamen beträgt die Schwangerschaftsrate pro Behandlungszyklus etwa 20 Prozent. Da bei normal fruchtbaren Paaren Schwangerschaften im Spontanzyklus in rund 25 Prozent eintreten, ergeben sich im Vergleich hierzu ähnlich gute Werte. Die Mehrzahl der Paare muss jedoch größere Geduld aufbringen. Wie bei der Übertragung von Eigensamen ist bei der heterologen Samenübertragung eine Zunahme der Schwangerschaften mit der Zahl der durchgeführten Inseminationszyklen zu verzeichnen. Größere Statistiken zeigen, dass ungefähr 80 Prozent der behandelten Frauen nach einem Jahr schwanger werden. 30–60 Prozent dieser Schwangerschaften treten dabei im Verlauf der ersten drei Behandlungszyklen ein.

Hinweis

Keine Kostenübernahme

Die Krankenkassen übernehmen nicht die Kosten für die heterologe Insemination, Sie müssen also den Betrag von ca. 2000 bis 10000 Mark selbst bezahlen.

Wie bei jeder anderen Behandlung des unerfüllten Kinderwunsches können psychologische Faktoren den Behandlungserfolg stark beeinflussen. Wir wissen, dass durch Stress Zyklusstörungen ausgelöst werden, und so ist es gar nicht selten, dass als Folge der psychischen Anspannung der Eisprung ausbleibt. Je realistischer Sie an die Behandlung herangehen, desto förderlicher ist dies – im Gegensatz zu einer überspannten Erwartungshaltung, die Sie selbst unter einen hohen Erfolgsdruck stellt. Gehen Sie deshalb während der Behandlung Ihren alltäglichen Aktivitäten in gewohnter Weise nach. Auch gibt es keinen vernünftigen Grund, während dieser Zeit nicht berufstätig zu bleiben, denn normalerweise bringt die Arbeit Abwechslung mit sich und trägt dazu bei, dass Sie sich nicht ausschließlich mit dem Gedanken beschäftigen, jetzt unbedingt schwanger werden zu müssen.

Rechtliche Aspekte der künstlichen heterologen Insemination

Die rechtlichen Folgen, die sich bei der heterologen Insemination ergeben können, liegen im zivilrechtlichen Bereich. Nach dem Familienrecht hat nämlich der Ehemann, der in diesem Fall der soziale Vater ist, das Recht, innerhalb von zwei Jahren nach der Geburt des Kindes dessen Ehelichkeit anzufechten (§ 1595 BGB). Dieses Recht bleibt selbst dann erhalten, wenn der Ehemann zuvor seine Einwilligung zur Durchführung der Übertragung von Fremdsamen gegeben hat. Auch das aus einer heterologen Insemination stammende Kind hat das Recht, die Ehelichkeit anzufechten und die Identität des Samenspenders als seinem biologischen Vater zu erfahren. Damit ist die Anonymität des Samenspenders, die der Arzt ihm zugesichert hat, aufgehoben.

Macht das Kind nun vermögensrechtliche Ansprüche gegenüber seinem biologischen Vater geltend, kann dieser seinerseits Schadensersatzansprüche an den Arzt stellen, der die heterologe Insemination durchgeführt hat. Falls der Arzt den Namen des Samenspenders nicht preisgibt, kann das Kind den Arzt finanziell in Anspruch nehmen. In Schweden wurde im Jahre 1985 ein Gesetz verabschiedet, wonach der Samenspender nicht länger anonym bleiben darf. Es ist wohl kaum anzunehmen, dass ein Spender unter solchen Voraussetzungen noch zur Samenspende bereit ist. Nach dem Münchener Rechtsmediziner Spann scheint in der Bundesrepublik derzeit für die heterologe Insemination eine vorweggenommene Adoption des zu erwartenden Kindes der sicherste Weg für alle Beteiligten zu sein, mit einem ausdrücklichen Verzicht des Spenders auf ein Anrecht auf das Kind.

In-vitro-Fertilisation mit Embryoübertragung

Kaum eine andere Behandlungsmethode in der Humanmedizin hat in der Öffentlichkeit so großes Aufsehen erregt und heftige, zum Teil sehr emotional geführte Diskussionen ausgelöst wie die In-vitro-Fertilisation (IVF), die Befruchtung außerhalb des Mutterleibes mit anschließender Übertragung des Embryos.

Natürlicherweise findet die Befruchtung im äußeren Drittel des Eileiters statt. Die befruchtete Eizelle wandert dann durch den Eileitergang in die Gebärmutter. Etwa 5–6 Tage nach der Befruchtung erreicht die befruchtete Eizelle die Gebärmutterhöhle und nistet sich dort in die Gebärmutterschleimhaut ein (siehe Abb. 5). Im Vergleich dazu findet bei der extrakorporalen Befruchtung die Vereinigung von Ei und Samenzelle außerhalb des Körpers, also nicht im Mutterleib, statt. In einem Schälchen werden Ei- und Samenzellen zusammengebracht. Im Falle einer Befruchtung, Teilung und normalen Weiterentwicklung wird die befruchtete Eizelle 24–48 Stunden später in die Gebärmutterhöhle zurückübertragen. Da die Befruchtung in einem Glasschälchen erfolgt, wird sie auch In-vitro-Fertilisation (Befruchtung im Glas) genannt.

Im alltäglichen Sprachgebrauch wird gerne von einem »Retortenbaby« gesprochen. Dieser Begriff ist falsch, da er beinhaltet, dass das Kind von der Zeugung bis zu seiner Geburt im Reagenzglas aufbewahrt wird, was aber keineswegs der Fall ist. Das erste Kind, das nach dieser Methode gezeugt wurde, erblickte 1978 in England das Licht der Welt. Heute hat sich die extrakorporale Befruchtung zu einer wissenschaftlich anerkannten Methode der Kinderwunschbehandlung entwickelt. Sie wird mittlerweile

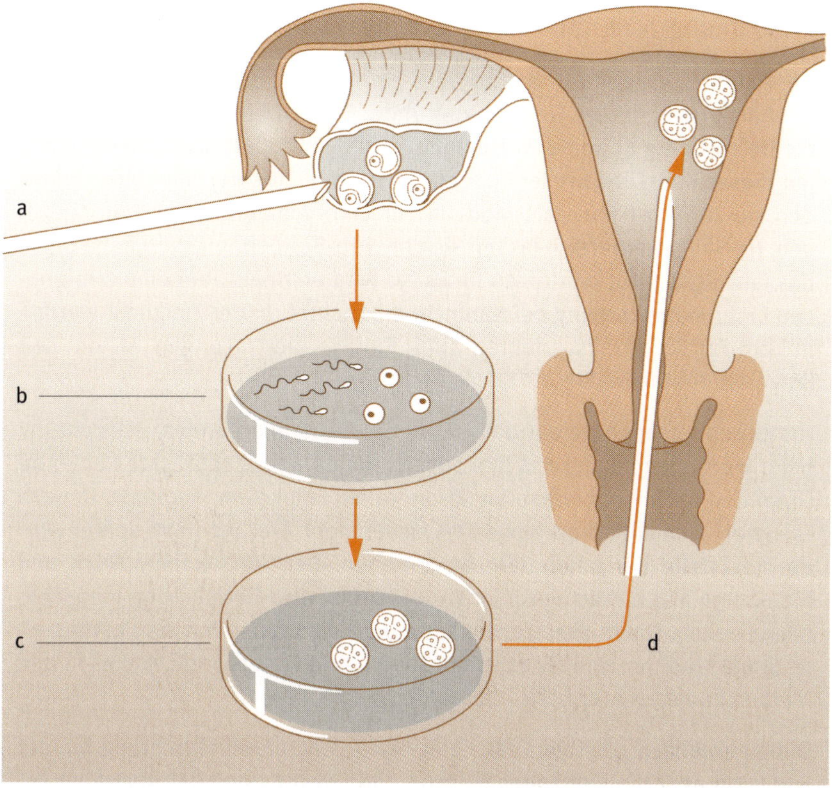

Abb. 37: In-vitro-Fertilisation und anschließende Embryoübertragung. Nach Stimulation der Eierstöcke und Auslösung des Eisprungs werden die Eibläschen – z. B. durch Ultraschallpunktion von der Scheide aus – abgesaugt (a). Die gewonnenen Eizellen werden mit aufbereitetem Sperma in einem Kulturschälchen zusammengebracht (b) und 24–48 Stunden lang inkubiert. Hat eine Befruchtung stattgefunden, wird (werden) die befruchtete(n) Eizelle(n) im Zweizell- oder Vierzell-Stadium (c) mittels eines speziellen Katheters in die Gebärmutterhöhle zurückübertragen (d).

in vielen Kliniken und Arztpraxen auf der ganzen Welt, auch in der Bundesrepublik Deutschland, durchgeführt. Für viele kinderlose Paare, die sich bis vor wenigen Jahren damit abfinden mussten, keine eigenen Kinder zu haben, ist die extrakorporale Befruchtung eine Chance, doch noch zum ersehnten Kind zu kommen.

Wie kam es zur Entwicklung der extrakorporalen Befruchtung?

Der Entwicklung der extrakorporalen Befruchtung beim Menschen liegen Beobachtungen in der Tierwelt zugrunde. Bei Fischen und Lurchen findet die Befruchtung normalerweise außerhalb des Körpers statt. Da die Eizellen dieser Kaltblüter wesentlich größer sind als die der Säugetiere, wurden sie zunächst auch als Modelle zur Embryonalforschung herangezogen. Im Säugetierbereich lassen sich In-vitro-Befruchtungsvorgänge bis in das Jahr 1878 zurückverfolgen und 1891 wird erstmals über eine erfolgreiche Embryoübertragung bei Kaninchen berichtet. In der Tierzucht werden In-vitro-Fertilisierungsverfahren und Embryoübertragungen schon seit längerem routinemäßig mit Erfolg praktiziert.

Historisch gesehen gehen die Anfänge der extrakorporalen Befruchtung beim Menschen bis auf das Jahr 1672 zurück. Damals entdeckte Renier de Graaf den nach ihm benannten sprungreifen Follikel im Eierstock. Danach ereignete sich allerdings lange Zeit nichts mehr. Erst 150 Jahre später wurde die Eizelle der Säugetiere beschrieben. Den Amerikanern Rock und Menkin gelang erstmalig im Jahr 1944 die In-vitro-Befruchtung menschlicher Eizellen. Die In-vitro-Fertilisation beim Menschen hat also bereits eine lange Tradition und ist gar nicht so neu und sensationell, wie es in den Medien immer wieder berichtet wurde.

Die eigentlichen geistigen Väter der extrakorporalen Befruchtung bei der Frau sind aber die Engländer Steptoe und Edwards und der Australier Lopata. Durch ihre intensive Forschung und erfolgreiche Arbeit – sie erzielten die ersten Geburten in den Jahren 1978, 1979 und 1980 – haben sie die technischen und klinischen Voraussetzungen der heutigen In-vitro-Fertilisation geschaffen.

Wie erfolgt die Auswahl der Ehepaare für die extrakorporale Befruchtung?

In das Behandlungsprogramm der extrakorporalen Befruchtung werden ausschließlich kinderlose verheiratete Paare aufgenommen, bei denen alle modernen Methoden der Sterilitätsdiagnostik und -behandlung bislang ohne Erfolg durchgeführt wurden. Die Entscheidung, ein Ehepaar in das Behandlungsprogramm aufzunehmen, hängt von bestimmten Voraussetzungen ab. Beim Mann verspricht ein normaler Befund die besten Aussichten auf Erfolg. Als Mindestvoraussetzungen für eine Erfolg versprechende Behandlung gelten bei der Frau:

- möglichst normale Zyklen mit einem Eisprung,
- eine gesunde Gebärmutter,
- mindestens ein funktionierender Eierstock.

Medizinische Gründe für die extrakorporale Befruchtung

Für folgende Ehepaare kommt die extrakorporale Befruchtung in Frage:

- für Frauen mit völligem Verschluss oder Fehlen beider Eileiter (sog. eileiterbedingte Sterilität, siehe S. 76 ff.)
- für Ehepaare mit verminderter Zeugungsfähigkeit des Ehemannes (allerdings sind auch hier gewisse Mindestanforderungen an die Samenqualität zu stellen)
- für Ehepaare, bei denen die Ursachen der Kinderlosigkeit unbekannt sind und alle bisherigen Behandlungsmethoden nicht zum Erfolg führten (sog. unerklärbare Sterilität, siehe S. 88)
- bei der Endometriose (siehe S. 78 ff.)
- wenn es im Blut der Frau Antikörper gibt, die gegen die Samenzellen des Mannes gerichtet sind (sog. immunologische Sterilität, siehe S. 88 f.)

Eileiterbedingte Unfruchtbarkeit

Ursprünglich wurde die Methode der extrakorporalen Befruchtung geschaffen, um den Frauen zum eigenen Kind zu verhelfen, deren Eileiter als Folge von Entzündungen verklebt sind oder fehlen, weil diese beispielsweise wegen einer Eileiterschwangerschaft entfernt werden mussten. So leiden 80 Prozent der Frauen, die in ein In-vitro-Fertilisationsprogramm aufgenommen werden, an einer eileiterbedingten Unfruchtbarkeit. Die Folge dieser Ursache der Kinderlosigkeit ist, dass die Vereinigung von Ei- und Samenzellen nicht mehr stattfindet und die Befruchtung auf natürlichem Wege nicht mehr erfolgen kann.

Verminderte Zeugungsfähigkeit des Mannes

Der zweithäufigste Grund, warum die extrakorporale Befruchtung als Behandlungsmethode durchgeführt wird, ist die eingeschränkte Fruchtbarkeit des Ehemannes, welche auf anderem Wege nicht mehr zu behandeln ist. Dieser Indikation liegt die Überlegung zugrunde, dass bei der extrakorporalen Befruchtung weitaus weniger Samenzellen notwendig sind als für die natürliche Befruchtung. Allerdings werden auch bei der männlichen Zeugungseinschränkung bestimmte Minimalanforderungen an die Spermaqualität bezüglich Zahl, Beweglichkeit und Morphologie (Aussehen) gestellt:

- Spermienzahl: größer als 5 Millionen pro ml
- Schnelle Beweglichkeit: mehr als 30 Prozent
- Normal gebildete Samenzellen: mehr als 30 Prozent

Da die Spermauntersuchung zwar die Qualität beurteilen kann, aber letztlich keine Aussage zulässt, ob die Samenzellen auch in der Lage sind, die Eizelle(n) der Frau zu befruchten, wurden spezielle Spermafunktionstests entwickelt. Diese Tests dienen dazu herauszufinden, ob das Ejakulat ausreicht, eine Befruchtung in vitro herbeizuführen. Naturgemäß ist der Eintritt einer Schwangerschaft der beste Beweis für die Zeugungsfähigkeit des Mannes. Diesem »Test« am nächsten kommt die In-vitro-Befruchtung, die ein zwar aufwändiges, aber ausgezeichnetes diagnostisches Verfahren ist.

Bei mehreren fruchtbarkeitsmindernden Faktoren (vor allem beim Mann) sinken die Erfolgsaussichten auf eine Schwangerschaft durch die In-vitro-Fertilisation, auch wenn die Befruchtung der Eizelle und die anschließende Teilung und normale Weiterentwicklung der befruchteten Eizelle(n) zunächst keine schlechten Aussichten versprechen. Dies macht deutlich, wie wichtig es ist, den Mann in die Voruntersuchungen mit einzubeziehen. Die tatsächlich erzielten Ergebnisse mit der reinen IVF sind gerade bei dieser männlichen Indikation eher enttäuschend. Deshalb wird bei schlechter Spermaqualität die IVF mit dem ICSI-Verfahren (siehe S. 157f. und 190) kombiniert. Dadurch wird die Schwangerschaftsrate deutlich erhöht.

Wenn es keine Erklärung für die Sterilität gibt

Unerklärbare Sterilität (siehe S. 88) bedeutet, dass weder bei der Frau noch beim Mann erkennbare Gründe für das Ausbleiben der Schwangerschaft festgestellt werden können. Sie haben also alle Kinderwunschbehandlungen ausgeschöpft, aber eine Schwangerschaft ist nicht eingetreten. Um keine wertvolle Zeit zu verlieren, empfiehlt es sich in dieser Situation die IVF rechtzeitig in die therapeutischen Überlegungen mit einzubeziehen.

Die durch die IVF erzielte Schwangerschaftsrate bei der unerklärbaren Sterilität liegt nur ungleich niedriger als bei der reinen eileiterbedingten Indikation. Einer der Väter der extrakorporalen Befruchtung, der Engländer Edwards, hält deshalb die extrakorporale Befruchtung nach einer zwei- bis dreijährigen erfolglosen Behandlung der unerklärbaren Sterilität für angebracht.

Eine andere moderne Behandlungsmethode, die unerklärbare Sterilität erfolgreich zu behandeln, ist der so genannte intratubare Gametentransfer (siehe S. 194 ff.).

Endometriose

Die Endometriose (siehe S. 78 ff.) ist eine Erkrankung, bei der sich die Gebärmutterschleimhaut ortsfremd angesiedelt hat und häufig Verwachsungen und Veränderungen der Eileiter nach sich zieht. Endometriose geht fast immer mit verminderter oder verzögerter Fruchtbarkeit einher. Hat die medikamentöse und die operative Behandlung fehlgeschlagen, kann die IVF noch einem Teil der an Endometriose erkrankten Frauen zur Schwangerschaft verhelfen.

Immunologische Sterilität

Bei der immunologisch bedingten Form der Unfruchtbarkeit (siehe S. 88 ff.) sieht das Abwehrsystem der Frau die Samenzellen des Mannes als Fremdkörper an und bildet deshalb Antikörper, um sie zu vernichten. Werden im Blut der Frau erhöhte Sperma-Antikörper gefunden, ist eine Befruchtung auf natürlichem Wege so gut wie ausgeschlossen.

Da bei der In-vitro-Befruchtung die Verschmelzung von Ei- und Samenzellen außerhalb des Mutterleibs erfolgt, wird hierbei das Abwehrsystem der Frau umgangen. Wird dann die extrakorporal befruchtete Eizelle übertragen, erkennt das Abwehrsystem sie als nicht fremd an. Die Antikörperbildung bleibt aus und eine Schwangerschaft kann entstehen.

Wann sollte die IVF-Behandlung nicht durchgeführt werden?

Krankhafte Befunde wie z. B. Entzündungen der Scheide, Hormonstörungen oder eine bakteriologische Verunreinigung des Spermas machen vor Behandlungsbeginn eine gezielte Therapie erforderlich. Gegebenenfalls muss die geplante Behandlung auf einen späteren Zeitpunkt verschoben werden. Die IVF-Behandlung sollte nicht durchgeführt werden, wenn schwere mütterliche Erkrankungen, wie z. B. Herz- oder Krebserkrankungen oder die Blutzuckerkrankheit, vorliegen.

Diese Kriterien gelten in vollem Umfang natürlich auch für jede andere Kinderwunschbehandlung.

Die einzelnen Behandlungsschritte bei der In-vitro-Fertilisation

Die wichtigsten Phasen bei der Durchführung der extrakorporalen Befruchtung sind (Abb. 38):

- die medikamentöse hormonelle Vorbereitung der Eierstöcke (sog. ovarielle Stimulation)
- das Auslösen des Eisprungs
- die Eizellgewinnung der Eibläschenpunktion
- die Gewinnung und die Vorbehandlung der Samenzellen (sog. Spermapräparation)
- das Zusammenbringen von Ei- und Samenzelle in Kulturschälchen (sog. Insemination)
- die Kultivierung von Ei- und Samenzellen im Brutschrank
- die Übertragung der befruchteten Eizelle(n) in die Gebärmutterhöhle (sog. Embryotransfer)

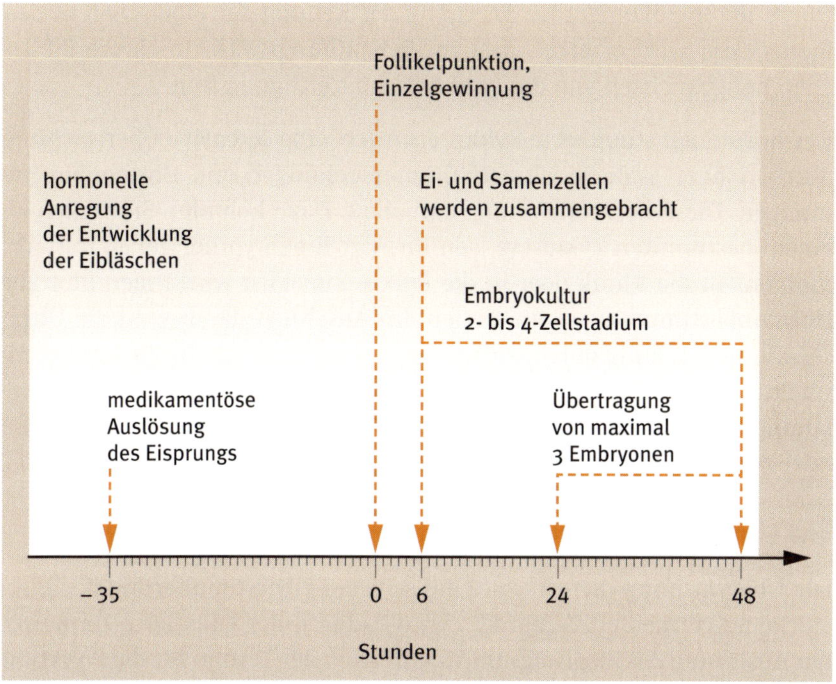

Abb. 38: Schema des zeitlichen Ablaufes der In-vitro-Fertilisation (IVF) und des Intratubaren Gametentransfers (GIFT). Bei dem Gift-Verfahren werden Ei- und Samenzellen unmittelbar nach der Eizellgewinnung in die Eileiter zurückübertragen. Bei der IVF werden die Eizellen nach der Gewinnung zunächst inkubiert und dann mit den Samenzellen zusammengebracht.

Eine erfolgreiche Behandlung setzt voraus, dass diese einzelnen Schritte, die im Folgenden näher erläutert werden, exakt durchgeführt werden.

Stimulierung und Überwachung der Eireifung

Da nicht jede reife Eizelle befruchtungsfähig ist und sich auch nicht jede befruchtete Eizelle zu einem Kind entwickelt, ist die Chance einer Schwangerschaft umso höher je mehr Eizellen in die Gebärmutterhöhle zurückgepflanzt werden. Deshalb werden die Eierstöcke zu Beginn eines jeden Behandlungszyklus mit Hormonen bewusst etwas überstimuliert.

Durch die medikamentöse Anregung der Reifung der Eibläschen in den Eierstöcken wird erreicht, dass im Behandlungszyklus mehrere Eibläschen heranwachsen und der Punktion zur Verfügung stehen.

Der hormonell stimulierte Zyklus erfordert eine intensive Überwachung durch nahezu tägliche Ultraschalluntersuchungen und Hormonbestimmungen. Diese Kontrolle erfolgt ambulant. Dazu kommen Sie täglich ab einem bestimmten Zyklustag, den Ihr Arzt Ihnen vorher genau mitteilt, morgens in die Klinik oder in die Praxis. Zunächst wird Ihnen Blut zur Hormonbestimmung abgenommen. Im Anschluss daran wird die Ultraschalluntersuchung durchgeführt, bei der die Zahl, die Größe der heranwachsenden Eibläschen und die Dicke der Gebärmutterschleimhaut bestimmt werden (siehe S. 120 ff.). Danach können Sie wieder nach Hause oder zur Arbeit gehen. Am Nachmittag kann Ihnen Ihr Arzt anhand der gemessenen Ultraschalldaten und Hormonwerte sagen, wie es weitergeht und wann Sie zur nächsten Untersuchung kommen sollen.

Die Überwachung dient dazu, eine schwere Überstimulierung der Eierstöcke zu vermeiden. Außerdem wird dadurch der günstigste Zeitpunkt zur Auslösung des Eisprungs und damit auch der Termin für die Punktion der Eibläschen zur Eizellgewinnung festgelegt.

Das Auslösen des Eisprungs

Der körpereigene Anstieg des Eisprungshormons LH (siehe S. 148) wird durch die Verabreichung von humanem Choriongonadotropin (HCG) simuliert, wodurch der Eisprung ausgelöst wird. Das HCG bekommen Sie, wenn die körpereigenen Hormone optimale Werte erreicht haben und die heranwachsenden Eibläschen im Ultraschall entsprechende Durchmesser haben.

Der Eisprung ist 34–36 Stunden nach der »auslösenden Spritze« zu erwarten. Der Zeitpunkt zur Gewinnung der Eizellen durch die Follikelpunktion wird etwa 1–2 Stunden vor Ablauf dieser Frist festgelegt. Beispiel: Die »auslösende Spritze« wird Ihnen um 23 Uhr abends verabreicht. Die Follikelpunktion wird dann am übernächsten Tag um 10 Uhr vormittags, also 35 Stunden nach der HCG-Gabe, stattfinden.

Grundsätzlich geht es aber auch ohne Hormone, d. h. in Ihrem spontanen Zyklus. Hierbei erfolgt das Ultraschall-Monitoring etwa ab dem 8. Zyklustag, um zu sehen, ob sich ein sprungreifes Eibläschen herausgebildet hat und wie sich dieses in den folgenden Tagen weiterentwickelt (siehe S. 165). Zwischen dem 10. und 12. Zyklustag werden zusätzlich die Hormone Östrogen, LH und Progesteron bestimmt. Mit dem Auslösen des Eisprungs wird genauso verfahren wie im stimulierenden Zyklus. Kommt es zu einem körpereigenen Anstieg des LH, wird die Follikelpunktion vorverlegt.

Wie die Eizellen gewonnen werden

Die Eizellgewinnung erfolgt zumeist durch die ultraschallgesteuerte Follikelpunktion, selten über eine Bauchspiegelung (siehe S. 127 ff.). Die Ultraschallpunktion wird nahezu ausnahmslos durch die Scheide vorgenommen (Vaginalsonographie, Abb. 39). Diese vaginalsonographische Punktion der Eibläschen greift wenig in den Körper ein und ist ambulant durchführbar.

Unabhängig vom Zugangsweg wird die Flüssigkeit in den Eibläschen mit speziellen Punktionsbestecken abgesaugt und in ein Auffanggefäß geleitet.

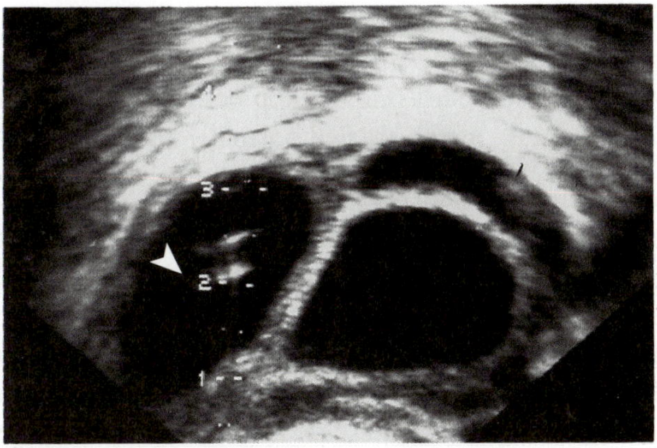

Abb. 39: Ultraschallpunktion eines Eibläschens (weißer Pfeil) von der Scheide aus, um Eizellen zu gewinnen. Die Punktionskanüle (helle Reflexe) befindet sich in dem Eibläschen, dessen Flüssigkeit gerade abgesaugt wird.

Im unmittelbar neben dem Punktionsraum liegenden biologischen Labor wird das Punktat unter dem Mikroskop nach Eizellen durchmustert. Werden die Eizellen nicht gleich gewonnen, werden die Eibläschen gespült und abgesaugt. In den Spülflüssigkeiten werden dann noch häufig Eizellen gefunden.

Wie die Samenzellen gewonnen und aufbereitet werden

Etwa 2 Stunden vor dem geplanten Hinzufügen der Samenzellen zu den Eizellen wird das Sperma nach 4–5-tägiger sexueller Enthaltsamkeit durch Masturbation möglichst steril gewonnen. In besonderen Nährlösungen wird es dann mehrmals gewaschen und zentrifugiert (siehe S. 169). Durch diese Behandlung werden die Samenzellen befruchtungsfähig gemacht.

Wann Ei- und Samenzellen zusammengebracht werden

Ungefähr 4–6 Stunden nach der Punktion der Eibläschen werden zwischen 100 000 und einer Million präparierte Samenzellen zu den Eizellen hinzugegeben. Dieser Vorgang wird als Insemination der Eizellen bezeichnet. Unreife Eizellen können durch eine verlängerte Aufenthaltszeit im Brutschrank nachreifen. Sie werden entsprechend später inseminiert. Bei diesem Schritt der Insemination wird in Kulturschälchen der eigentliche Befruchtungsvorgang, der normalerweise im Eileiter stattfindet, nachvollzogen. Nach einer Kultivierung von 18–20 Stunden im Brutschrank wird unter dem Stereomikroskop beurteilt, ob Eizelle bzw. -zellen befruchtet wurden und ob sie sich normal weiterentwickelt haben.

Ei- und Samenzellen können statt im Brutschrank auch in der Scheide inkubiert werden (intravaginale Inkubation): Etwa eine Stunde nach der Eizellgewinnung werden maximal drei Eizellen zusammen mit 10 000–20 000 Samenzellen pro Milliliter in einem kleinen Röhrchen, das mit Kulturmedium gefüllt ist, zusammengebracht. Das Röhrchen wird fest verschlossen in die mütterliche Scheide eingelegt und dort 44–55 Stunden belassen. Danach wird es wieder aus der Scheide entfernt und geprüft, ob die Eizellen befruchtet worden sind.

Übertragung der befruchteten Eizellen in die Gebärmutter

Über den idealen Zeitpunkt, die befruchteten Eizellen in die Gebärmutter der Frau zu übertragen, den Embryotransfer, gehen die Meinungen auseinander. Am häufigsten werden die Embryonen – eine normale Weiterentwicklung vorausgesetzt – etwa 24–48 Stunden nach der Eizellgewinnung übertragen. Der Embryotransfer erfolgt durch die Scheide ohne Narkose und läuft wie eine normale frauenärztliche Untersuchung ab. Über einen speziellen Katheter werden die Embryonen in die Gebärmutterhöhle freigesetzt (Abb. 37).

Nach einer Bettruhe von 3–24 Stunden werden Sie aus der ambulanten Behandlung entlassen und können – ohne besondere Schonung – Ihren alltäglichen Aktivitäten in gewohnter Weise nachgehen.

Die medikamentöse Unterstützung der Gelbkörperphase

Die medikamentöse Stimulation, die Auslösung des Eisprungs und die Eizellgewinnung garantieren nicht, dass die Gelbkörperphase ungestört abläuft. Um optimale Voraussetzungen für die Einnistung des zurückübertragenen Embryos zu schaffen, wird deshalb die Gelbkörperfunktion in der zweiten Zyklusphase zusätzlich mit Progesteron (z. B. Utrogest, Crinone, Progesteron Depot Jenapharm, Gravibinon) oder humanem Choriongonadotropin (z. B. Choragon, Predalon, Pregnesin) unterstützt. Diese Maßnahme beugt auch einer Fehlgeburt vor. Sie wird bis zum 3. Schwangerschaftsmonat fortgeführt.

Hinweis

Bin ich schwanger?

Die erste Kontrolluntersuchung findet 10–12 Tage nach der Embryoübertragung statt. Zu diesem frühen Zeitpunkt lässt sich bereits das Schwangerschaftshormon im Blut (HCG) nachweisen. Ob die Schwangerschaft fortbesteht und sich normal weiterentwickelt, ist im Ultraschall zwischen dem 32. und 38. Zyklustag sichtbar.

Wie oft soll die IVF-Behandlung durchgeführt werden?

Das ist individuell sehr unterschiedlich. Ist eine In-vitro-Befruchtung erfolgt, aber die übertragenen Embryonen haben nicht zu einer intakten Schwangerschaft geführt, kann man Sie ermutigen weiterzumachen. Die Chance, dass Sie mithilfe der IVF schwanger werden, ist dann durchaus als günstig zu bewerten.

Nicht immer klappt es gleich beim ersten Mal. Statistisch werden die meisten Frauen während des 3. oder 4. Behandlungszyklus schwanger. Es ist sinnvoll, zwischen den einzelnen Behandlungszyklen eine Pause von 8–10 Wochen einzulegen.

Ist eine In-vitro-Befruchtung dagegen auch bei wiederholten Versuchen ausgeblieben, sind die Aussichten auf eine Schwangerschaft eher ungünstig. Von einer Fortsetzung der Behandlung ist dann abzuraten. Es ist besser, die Tatsache zu akzeptieren, als dass Sie sich falschen Hoffnungen hingeben. Die Krankenkassen übernehmen die Kosten für höchstens 4 IVF-Behandlungen (siehe S. 197 ff.).

Wie erfolgreich ist die IVF-Behandlung?

Bezogen auf die Zahl der durchgeführten Embryoübertragungen liegt die Schwangerschaftsrate generell um die 25 Prozent, die Geburtenrate zwischen 15 und 20 Prozent. Zum Vergleich: Die spontane Schwangerschaftsrate beträgt 20–25 Prozent. Die Erfolgsrate hängt auch stark vom Alter der Frau ab und sinkt mit zunehmendem Alter. Unter 35 Jahre beträgt sie etwa 23 Prozent, bis 39 Jahre ca. 20 Prozent und über 40 Jahre ca. 14 Prozent.

Je mehr Embryonen übertragen werden, umso höher ist die Schwangerschaftsrate. Die durchschnittliche Schwangerschaftsrate beträgt 8,5 Prozent, wenn eine befruchtete Eizelle in die Gebärmutter eingepflanzt wird, 13,5 Prozent bei zwei Eizellen und 25 Prozent bei drei Embryonen. Im letzteren Fall sind in 20–25 Prozent Mehrlingsschwangerschaften in Kauf zu nehmen. Um höher gradige Mehrlingsschwangerschaften wie Vier- oder Fünflinge mit den daraus vorstellbaren Folgen für Mutter und

Kinder zu vermeiden, dürfen in Deutschland nach dem seit 1991 geltenden Embryonenschutzgesetz maximal drei befruchtete Eizellen in die Gebärmutterhöhle zurückübertragen werden. Den Wortlaut des Gesetzestextes lesen Sie bitte am Ende des Buches nach.

Die Erfolgsergebnisse bei der IVF-Behandlung werden in Abhängigkeit von den Voraussetzungen beurteilt, die die Paare mitbringen – z. B. Alter oder Sterilitätsursachen. Der Kinderlosigkeit liegen häufig mehrere Faktoren zugrunde. Naturgemäß werden die besten Ergebnisse bei der reinen eileiterbedingten Sterilität der Frau in Kombination mit einem ovulatorischen Zyklus und einem normalen Befund des Mannes erzielt.

Ihr Frauenarzt kann für den Erfolg der Behandlung keine Garantie übernehmen. Sie können aber versichert sein, dass er Sie nur behandeln wird, wenn berechtigte Erfolgsaussichten bestehen. Trotzdem kommt es vor, dass im Behandlungszyklus die Eibläschen nicht heranwachsen oder bei der Punktion der Eizellen nicht gewonnen werden. Auch kann ihr Arzt keinen Einfluss auf die Befruchtung der Eizellen oder auf das Eintreten einer Schwangerschaft nach Übertragung der befruchteten Eizellen nehmen.

Bestehen Risiken für das Kind?

Die Kinder, die bisher mithilfe der IVF das Licht der Welt erblickt haben, weisen keine erhöhte Missbildungsrate auf. Zum Vergleich: Bei natürlichem Verlauf von Befruchtung und Schwangerschaft gehen rund 70 Prozent der befruchtungsfähigen Eizellen verloren – das ist die natürliche Selektion –, und bei den Kindern, die dann schließlich auf die Welt kommen, treten in rund 1–4 Prozent Fehlbildungen von unterschiedlichen Schweregraden auf.

Die intrazytoplasmatische Spermieninjektion (ICSI-Methode)

- ICSI ist ein Verfahren, bei dem eine Samenzelle in eine Eizelle injiziert wird, um eine Schwangerschaft bei der Frau herbeizuführen, von der die Eizelle stammt (siehe S. 157 ff., Abb. 34). Die ICSI-Methode ist ein labortechnisches Zusatzverfahren im Rahmen der In-vitro-Fertilisation (IVF) und Embryo-Übertragung-Behandlung.
- ICSI wird durchgeführt, wenn es bei mindestens zwei IVF-Versuchen nicht zu einer Befruchtung gekommen ist oder wenn beim männlichen Partner Unfruchtbarkeit oder eine schwere Zeugungseinschränkung durch eine schlechte Samenqualität vorliegt. In solchen Fällen ist ICSI die letzte Chance, ein eigenes Kind zu bekommen.
- Für viele Ehepaare ist ICSI auch deshalb wichtig, weil die Adoption eines Kindes nur noch selten möglich ist und die Insemination mit Fremdsamen juristisch nicht geregelt ist und psychologische Probleme aufwirft.
- Eine der theoretischen Hauptbefürchtungen gegenüber ICSI sind die fehlenden natürlichen Auslesemechanismen vor Befruchtung der Eizelle. Nach derzeitigem Wissensstand und aus humangenetischer Sicht ist die Behandlung durch ICSI nicht mit einer erhöhten kindlichen Fehlbildungsrate verknüpft.
- Die Schwangerschaftsrate bei ICSI liegt allgemein bei 23 Prozent. Wird tiefgefrorenes Sperma verwendet, beträgt sie 16 Prozent, mit Sperma aus dem Hoden 13 Prozent und mit unreifem Sperma aus den Nebenhoden ca. 23 Prozent.

Ethische Aspekte der In-vitro-Befruchtung

In der jüngeren Vergangenheit haben die vielfältigen Kombinationsmöglichkeiten, die im Rahmen der In-vitro-Befruchtung vorstellbar sind – vor allem die Leih- oder Mietmutterschaft – und die denkbaren gentechnischen Manipulationsmöglichkeiten an menschlichen Eizellen und Embryonen in der Öffentlichkeit ethische, juristische und gesellschaftliche Diskussionen entfacht. Ohne Zweifel ist auf dem Gebiet der Fortpflanzungsmedizin der biotechnische Fortschritt dem begleitenden moralisch-ethischen Denken davongelaufen.

In der Bundesrepublik Deutschland ist die Durchführung der modernen Kinderwunschbehandlungen, wie die Samenübertragung, die Übertragung von Ei- und Samenzellen in die Eileiter (GIFT, siehe S. 194 ff.) und die IVF, in der Ergänzung des V. Buches des Sozialgesetzbuches, in den Richtlinien des Bundesausschusses der Ärzte und Krankenkassen und in dem seit dem 1. 1. 1991 geltenden Embryonenschutzgesetz (siehe S. 211) gesetzlich geregelt. Heftige Diskussionen lösten die denkbaren Kombinationsmöglichkeiten und vorstellbaren Modelle der Mietmutterschaft aus, die im Rahmen der In-vitro-Befruchtung – neben der Behandlung von Ehepaaren – in vielfältigen Varianten prinzipiell anwendbar sind. Grundsätzlich ist dabei zu unterscheiden zwischen einer genetischen und einer sozialen Mutter- beziehungsweise Vaterschaft:

- Übertragung von Fremdsamen bei der männlichen Unfruchtbarkeit: Die Ehefrau ist die genetische Mutter, da von ihr die Hälfte des Erbmaterials stammt. Der Ehemann ist der soziale Vater, der Samenspender der genetische Vater.
- Befruchtung einer Fremd- oder Spendereizelle: Die Ehefrau ist die soziale Mutter, die Eizellspenderin die genetische Mutter. Der Ehemann ist der genetische Vater.
- Befruchtung einer Fremdeizelle durch Fremdsperma: Die genetische Elternschaft ist völlig aufgehoben. Die unfruchtbaren Ehepartner sind die sozialen Eltern des Kindes.

Die Modelle der Leihmutterschaft

Die Geburt von Baby Cotton im Januar 1985 in England hat die Debatte um das in der Fortpflanzungsmedizin Machbare aufs Neue angeheizt. Die Mutter von Baby Cotton hatte sich gegen Entgelt mit dem Samen des Ehemannes der sterilen Frau befruchten lassen (= heterologe Insemination, siehe S. 172 ff.), das Kind für dessen unfruchtbare Ehefrau ausgetragen und es nach der Geburt dem sterilen Paar ausgehändigt.

Drei Modelle der Leih-, Miet- oder auch Ersatzmutterschaft sind denkbar (siehe Kasten): der Embryo kann nach homologer, nach einseitig oder beidseitig heterologer In-vitro-Befruchtung in eine Fremd- oder Mietmutter übertragen werden. Bei dem Transfer in eine Fremdmutter nach homologer In-vitro-Befruchtung bleibt die genetische Elternschaft gewahrt. Ein vorstellbarer Grund hierfür wäre, dass die genetische Mutter nicht in der Lage ist, ein Kind selbst auszutragen, weil die Gebärmutter entfernt werden musste oder weil die Gebärmutter von Geburt an nicht angelegt ist. Im Falle eines Transfers in eine Fremdmutter nach beidseitig heterologer In-vitro-Befruchtung – Fremdei und Fremdsamen – sind insgesamt sechs Personen beteiligt:

- die unfruchtbaren Auftraggeber im Sinne der sozialen Eltern,
- die genetischen Eltern, von denen die Keimzellen stammen und
- die Leihmutter, die das Kind als Schwangerschaftsmutter austrägt.
- Der behandelnde Frauenarzt kommt als sechste Person noch hinzu.

Es bedarf keiner besonderen Fantasie, um sich die daraus ergebenden ethischen, juristischen und gesellschaftlichen Komplikationen auszumalen. Ein Beispiel: Ein amerikanisches Ehepaar, bei dem beide Partner unfruchtbar sind, ließ eine Spender-Eizelle mit Spendersamen befruchten und das Kind von einer Leihmutter austragen. Noch vor der Geburt des Kindes verließ der Mann seine Frau. Der Mann muss als »Vater« dennoch Unterhalt bezahlen, entschied der Richter: Seine Frau sei vor dem Gesetz die Mutter, obwohl sie weder genetisch mit ihrem Kind verwandt sei, noch es geboren habe.

Denkbare Modelle der Mietmutterschaft im Rahmen der extrakorporalen Befruchtung

Kombination	Ehe	Spender	Mietmutter
1. Homolog	Ei + Samen	–	(+)
2. Heterolog			
a) teilweise	Ei	Samen	–
	Samen	Ei	(+)
b) vollständig	–	Ei + Samen	(+)

Kryokonservierung

Schlagzeilen wie »das Baby aus dem Eisschrank« (Manchester, 1985) und »Zwillinge aus tiefgefrorenen Embryonen« (Melbourne, 1985) machen deutlich, dass es neben Samen- nun auch Embryonenbanken gibt. Der menschliche Embryo wird bei minus 196 Grad Celsius mit flüssigem Stickstoff tiefgefroren (Kryokonservierung) und kann in diesem Zustand gleichsam wie in der Gefriertruhe über Jahre hinweg aufbewahrt werden. In Kalifornien hat eine 44-jährige Frau eine über 7 Jahre hinweg konservierte Leibesfrucht ausgetragen. Der 4 Kilo schwere Billy wurde als ältestes Baby aus dem Eis und seine Geburt als medizinisches Wunder gefeiert.

Unter Kryokonservierung wird allgemein das Einfrieren von biologischem Material verstanden. Im Rahmen der Kinderwunschbehandlung werden Samen- und Eizellen eingefroren. Im Gegensatz zur Spermakonservierung hat sich das Einfrieren bloßer Eizellen nicht bewährt. Die Befruchtungs- und Schwangerschaftsraten nach dem Auftauen sind sehr niedrig. Anders verhält es sich, wenn befruchtete Eizellen tiefgefroren werden. Hier sind die Ergebnisse wesentlich günstiger. Aufgrund des Embryonenschutzgesetzes dürfen in Deutschland befruchtete Eizellen jedoch nur im so genannten Vorkernstadium eingefroren werden. Das Vorkernstadium ist etwa 24 Stunden nach dem Zusammenbringen von Ei- und Samenzellen beobachtbar. Das Auftreten von zwei Vorkernen in der Eizelle ist das erste sichtbare Zeichen dafür, dass die Eizelle befruchtet und ein neues Leben entstanden ist. Weiterentwickelte Eizellen, auch Embryonen genannt, dürfen nicht eingefroren werden.

Durch das Einfrieren lässt sich das Problem der überzähligen Eizellen besser lösen. Die aufgetauten befruchteten Eizellen können zu einem späteren Zeitpunkt in einen dann ungestörten Zyklus der Frau zurückübertragen werden. Dem unfruchtbaren Paar bleiben bei ausgebliebener Einnistung oder bei Wunsch nach weiteren Schwangerschaften die hormonell-medikamentösen Behandlungen und die Eibläschenpunktionen erspart.

Auf der anderen Seite bringt das Tieffrieren auch eine Reihe offener Probleme mit sich. Zum Beispiel:

- Was geschieht mit den tiefgefrorenen befruchteten Eizellen, wenn die Frau einen erneuten Transfer ablehnt oder wenn die potenziellen Eltern verunglücken, wie dies in Australien vorgekommen ist?
- Werden die Kinder durch den Kälteschock geschädigt?

Keine Bedenken gegen die In-vitro-Befruchtung bestehen – auch aus moraltheologischer Sicht –, wenn anerkannt wird, dass das Leben des Menschen bei der Kernverschmelzung von Ei- und Samenzelle beginnt, dass die In-vitro-Zeugung innerhalb der Ehe stattfindet und dass keine verbrauchenden Experimente mit überzähligen Embryonen durchgeführt werden. Neben der Kinderwunschmotivation der Eltern sollte immer das Wohl des noch ungeborenen Kindes mitbedacht werden.

Ethische Einwände und juristische Probleme bestehen bei den verschiedenen Kombinationsmöglichkeiten der In-vitro-Befruchtung. Gentechnische Manipulationen an menschlichen Eizellen und Embryonen sind abzulehnen. Gerade bei der In-vitro-Befruchtung ist das ethische Verantwortungsbewusstsein aller Beteiligten in einem besonders hohen Maße gefordert, um die Methode nicht in Misskredit zu bringen und die zum Teil berechtigt bestehenden Ängste abzubauen.

Die Übertragung von Ei- und Samenzellen in die Eileiter (Intratubarer Gametentransfer, GIFT)

Bei dieser Behandlungsmethode werden Ei- und Samenzellen direkt in einen oder in beide Eileiter übertragen, also an den eigentlichen natürlichen Befruchtungsort. Die Befruchtung findet hierbei innerhalb des Mutterleibes statt. Da im Lateinischen Ei- und Samenzellen Gameten heißen und der Eileiter als Tube bezeichnet wird, spricht man hier auch von dem »Intratubaren Gametentransfer«. Ins Englische übersetzt heißt dies »**G**amete **I**ntrafallopian **T**ransfer«. Aus den hervorgehobenen Buchstaben lässt sich hier ein besonders schönes Wort bilden, nämlich GIFT. »Gift« ist das englische Wort für »Geschenk«: das Kind als Geschenk. Über die erste

Schwangerschaft nach dieser Behandlungsmethode wurde 1984, über die erste Geburt 1985 berichtet.

Wie erfolgt die Auswahl der Paare für die GIFT-Behandlung?

Wie bei der In-vitro-Befruchtung dürfen auch hier ausschließlich verheiratete Paare behandelt werden. Im Gegensatz zur Befruchtung außerhalb des Mutterleibes kann der intratubare Gametentransfer nur durchgeführt werden, wenn mindestens ein gesunder, durchgängiger Eileiter vorhanden ist.

Mindestvoraussetzungen für eine Erfolg versprechende Behandlung sind bei der Frau:

- möglichst normale Zyklen mit einem Eisprung,
- eine gesunde Gebärmutter,
- mindestens ein funktionierender Eierstock und
- mindestens ein gesunder, durchgängiger Eileiter.

Beim Mann ist ein möglichst normaler Befund die günstigste Voraussetzung.

Für folgende Paare kommt die GIFT-Behandlung infrage:

- bei Endometriose (siehe S. 178 ff.), wenn eine vorangegangene medikamentöse und/oder operative Behandlung erfolglos geblieben ist.
- für Paare mit eingeschränkter Zeugungsfähigkeit des Mannes. Allerdings werden auch hier gewisse Mindestanforderungen an die Spermaqualität hinsichtlich Zahl und Beweglichkeit gestellt.
- bei der unerklärbaren Sterilität (siehe S. 88).

Die einzelnen Schritte der GIFT-Behandlung

Es wird so ähnlich vorgegangen wie bei der IFV-Behandlung (siehe S. 182 ff.). Vor der Aufnahme in das Behandlungsprogramm werden Sie ein ausführliches Gespräch über Ihre individuelle Situation und Ihren

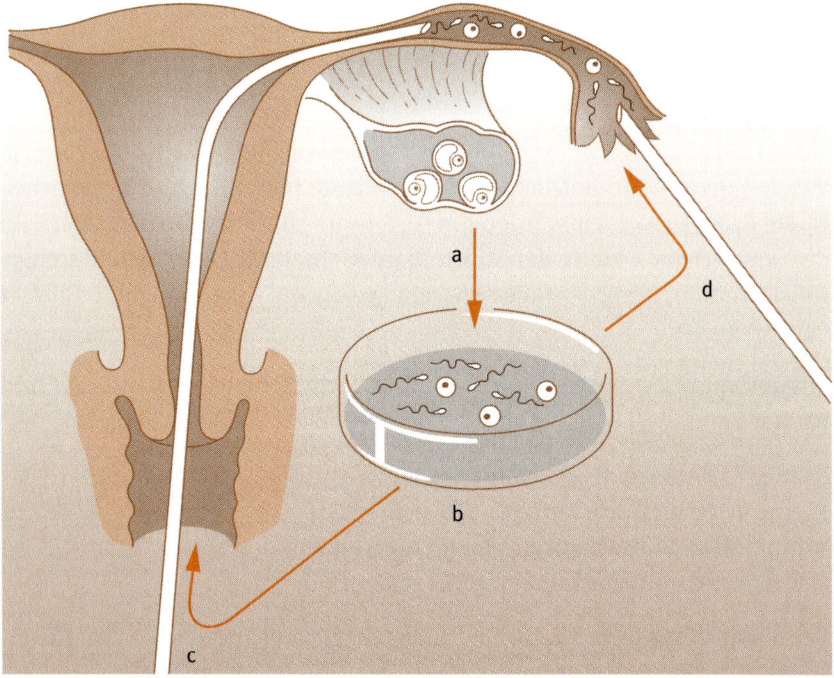

Abb. 40: Die intratubare Gametenübertragung. Nach Gewinnung der Eizellen durch sonographische Follikelpunktion (a) werden diese zusammen mit aufbereitetem Sperma (b) noch während des operativen Eingriffs an den natürlichen Befruchtungsort – in die Eileiter – gebracht (c), entweder durch die Scheide oder durch Becken- und Bauchspiegelung (d).

Kinderwunsch führen. Grundsätzlich kann die Behandlung im natürlichen Zyklus erfolgen, oder die Eierstöcke werden medikamentös vorbehandelt. Hierzu werden Ihnen Medikamente wie das Clomifen und Gonadotropine nach bestimmten Stimulationsschemata (siehe S. 148 ff.) verabreicht. Damit soll erreicht werden, dass mehrere Eibläschen sich entwickeln, um die Schwangerschaftsrate zu erhöhen. Die Stimulation erfolgt unter Ultraschallüberwachung und Hormonbestimmung. Der Eisprung wird mit HCG ausgelöst (siehe S. 148).

Etwa 36 Stunden nach der Auslösung des Eisprunges werden die Eibläschen punktiert, um Eizellen zu gewinnen. Es wird fast ausschließlich durch die Scheide punktiert. In der abgesaugten Eibläschenflüssigkeit werden die Eizellen unter dem Stereomikroskop aufgesucht und bis zur Zurückübertragung in die Eileiter in einem Brutschrank inkubiert. Die Rückgabe von Ei- und Samenzellen in die Eileiter erfolgt durch einen Bauchspiegel oder durch die Scheide (Abb. 40).

Wie sehen die Behandlungsergebnisse aus?

Wie bei den anderen Behandlungsmethoden auch sind die Erfolgsraten stark abhängig von den Voraussetzungen. Entsprechend variieren die Ergebnisse in den einzelnen Indikationsgruppen. Die durchschnittliche Rate fortlaufender Schwangerschaften wird mit etwa 25 Prozent angegeben. Die Geburtenrate liegt zwischen 10 und 15 Prozent.

Wer übernimmt die Kosten für die Kinderwunschbehandlung?

Ungewollte Kinderlosigkeit wird von den Krankenkassen im Sinne der Reichsversicherungsordnung (RVO, § 186) als Krankheit anerkannt. Die Krankenkassen kommen daher grundsätzlich für die Kosten der Abklärung und der Behandlung auf. Dies gilt sowohl für ambulante als auch für stationäre Behandlungen.

In der aktuellen Fassung des Gesundheitsstrukturreformgesetzes im Sozialgesetzbuch V (SGB V) vom 1. Mai 1999 sind auch die modernen Methoden der Kinderwunschbehandlung in den Leistungskatalog der gesetzlichen Krankenversicherungen aufgenommen. Danach haben Krankenversicherte einen Anspruch auf medizinische Maßnahmen zur Herbeiführung einer Schwangerschaft, insbesondere Inseminationsbehandlung und In-vitro-Fertilisation mit Embryoübertragung. Die Leistung ist eine Regelleistung, auf die ein Rechtsanspruch besteht. Nicht bezahlt werden nach wie vor die fremde Samenspende, operative Eingriffe zur

Wiederherstellung der Eileiterdurchgängigkeit nach Sterilisation (siehe S. 162) und die ICSI-Methode.

Die von den Kassen übernommenen Maßnahmen der »künstlichen Befruchtung« zur Herbeiführung einer Schwangerschaft sind im § 27a SGBV allerdings an bestimmte Voraussetzungen gebunden:

- Die Behandlungen müssen nach ärztlicher Feststellung erforderlich sein. Die Erforderlichkeit ist gegeben, wenn herkömmliche Behandlungsmaßnahmen wie beispielsweise die alleinige hormonelle Behandlung oder Kinderwunschoperationen nicht oder nicht mehr Erfolg versprechend sind.
- Es muss hinreichende Aussicht bestehen, dass durch diese Maßnahmen eine Schwangerschaft herbeigeführt wird. Eine hinreichende Aussicht besteht in der Regel dann nicht mehr, wenn die Maßnahme der In-vitro-Fertilisation viermal ohne Erfolg durchgeführt worden ist.
- Die Personen, die diese Maßnahmen in Anspruch nehmen wollen, müssen miteinander verheiratet sein.
- Es dürfen ausschließlich Ei- und Samenzellen der Ehegatten verwendet werden. Diese Regelung ist auch im Embryonenschutzgesetz festgeschrieben.
- Die Ehegatten müssen sich vor Durchführung der Maßnahmen von einem Arzt, der die Behandlung nicht selbst durchführt, über eine solche Behandlung unter Berücksichtigung ihrer medizinischen und psychosozialen Gesichtspunkte unterrichten lassen.

Diese Vorschriften gelten auch für Inseminationen, die nach Stimulationsverfahren durchgeführt werden und bei denen dadurch ein erhöhtes Risiko von Schwangerschaften mit drei oder mehr Embryonen besteht. Bei anderen Inseminationen ist diese Regelung nicht anzuwenden.

Die Krankenkasse übernimmt nur die Kosten der Maßnahme, die bei ihren Versicherten durchgeführt werden.

Die Leistungspflicht der Krankenkassen ist grundsätzlich beschränkt auf acht Inseminationen (Spermienübertragung) im Spontanzyklus, bei der Insemination nach medikamentös-hormoneller Stimulation bis zu sechsmal, bei der In-vitro-Fertilisation bis zu viermal und beim intratubaren Gametentransfer bis zu zweimal. Danach ist davon auszugehen, dass eine hinreichende Erfolgsaussicht, eine Schwangerschaft herbeizuführen, in der Regel nicht mehr besteht. Aus demselben Grund sollen diese Behandlungen bei Frauen, die das 40. Lebensjahr vollendet haben, nicht mehr durchgeführt werden.

Auch die privaten Krankenkassen müssen die Kosten für die In-vitro-Befruchtung übernehmen. In einer Verlautbarung des Bundesgerichtshofs (BGH) vom 17.12.1986 heißt es, ein entsprechender Eingriff gelte nach einem Urteil des IVa-Zivilsenats als wissenschaftlich allgemein anerkannte Behandlungsmethode der ungewollten Kinderlosigkeit, welche als medizinisch notwendige Heilbehandlung anzuerkennen sei (AZ: IVa ZR 78/85 und IVa ZR 275/85).

Hinweis

Die Kosten

Eine In-vitro-Fertilisation mit Hormonbehandlung, Zyklusüberwachung, Eizellentnahme, Insemination und anschließender Übertragung des Embryos in die Gebärmutter kostet rund 4500 Mark. Das ICSI-Verfahren ist nicht in den Leistungskatalog der gesetzlichen Krankenkassen aufgenommen. Sie müssen also die Kosten für ICSI (ca. 2000 Mark) selbst bezahlen. Begründung der Krankenkassen: die noch geringe Erfahrung mit dieser Methode.

Wie sieht die Befruchtung in der Zukunft aus?

Nichts bleibt unversucht, um den Millionen von unfruchtbaren Paaren weltweit zu ihrem Wunschkind zu verhelfen. Die Fortschritte auf den Gebieten der Fortpflanzungsmedizin und der Bio- und Gentechnologie sind rasant. Vor allem amerikanische Kliniken tummeln sich auf dem Befruchtungsmarkt, auf dem in den USA pro Jahr zwei Milliarden Mark umgesetzt werden. Ihre Angebote werden im Internet angepriesen: Von Eizellmix, Kerntransfer, Präimplantationsdiagnostik und Klonen ist die

Rede. Aufgrund ihrer unabsehbaren Folgen für das entstehende Leben werden diese neuen Techniken der Zeugungsindustrie von vielen Experten sehr kritisiert.

Eizellmix

Um älteren Frauen eine Schwangerschaft zu bescheren, werden deren befruchtungsunfähige Eizellen mit frischem Zellplasma aus Eizellen junger Spenderinnen verjüngt (Eizellplasmaspende): Mit einer Nadel wird ein Teil des Eizellplasmas mit darin enthaltenen Mitochondrien – das sind ganz kleine Zellorgane, die ebenfalls eigenes genetisches Material besitzen – in das Eiplasma der unfruchtbaren Empfängereizelle injiziert. Damit werden Kinder mit zwei Müttern geschaffen. Die Gene stammen einmal aus dem Erbmaterial der Spendermitochondrien und von den Chromosomen aus dem Zellkern der (Empfänger-)Mutter.

Kerntransfer

Bei einer zweiten Variante wird der gesamte Zellkern der befruchtungsunfähigen alten Eizelle in ein zuvor entkerntes, aber befruchtungsfähiges Spenderei übertragen. Völlig unerforscht sind bisher noch die Auswirkungen auf das Kind.

Präimplantationsdiagnostik

Gang und gäbe ist die genetische Untersuchung an Embryonen in Großbritannien, Belgien und in den USA, die so genannte Präimplantationsdiagnostik. Diese wird durchgeführt wenn in der Familie unheilbare Erbkrankheiten wie z.B. Mukoviszidose vorliegen, um zu erkennen, ob Krankheitsgene übertragen werden. Es handelt sich also um einen Gentest. In die Gebärmutter zurückversetzt werden nur die befruchteten Eizellen, die den Gendefekt nicht haben, so dass sich ein gesundes Kind entwickelt. In Deutschland ist dieser Gencheck verboten.

Klonen

Unter Klonen wird die künstliche Herstellung der identischen Kopie einer befruchteten Eizelle oder eines Organismus verstanden. 1997 wurde das Klonschaf Dolly gezeugt. Das gesamte Erbgut aus einer Euterzelle wurde abgesaugt und in eine andere, entkernte Eizelle übertragen. Da in der Euterzelle bereits der doppelte Chromosomensatz, der für die Entwicklung neuen Lebens unabdingbar nötig ist, vorhanden ist, musste Dolly nicht befruchtet werden. Dolly ist also eine Kopie der Euterzell-Mutter. Beim Menschen ist eine Befruchtung mit Samenzellen nötig, da in einer Eizelle jeweils nur der halbe Chromosomensatz lagert. Die Methode des Klonierens ist identisch. Im Juni 1999 wurde in den USA das unbefruchtete Ei aus dem Eierstock entnommen, das Erbmaterial, die Desoxyribonukleinsäure (DNS), entfernt und der komplette DNS-Satz aus dem Zellkern der Hautzelle eines Mannes in die entkernte Eizelle der Kuh eingesetzt. Die Eizelle mit den menschlichen Genen wurde dann in einer Nährlösung zur Teilung gebracht. Der Versuch wurde nach 14 Tagen abgebrochen. Das Klonieren am Menschen ist in Deutschland durch das Embryonenschutzgesetz untersagt.

In Deutschland werden Techniken erforscht, die die Eizellen im Labor heranreifen lassen. Werden diese Methoden perfektioniert, könnten den Frauen die Hormonbehandlungen, um das Eizellwachstum anzukurbeln (siehe S. 144 f.), größtenteils erspart bleiben. Bei der Einnistung des Embryos in die Gebärmutter spielt das mütterliche Abwehrsystem eine wichtige Rolle. Durch seine Aktivierung ist vorstellbar, Abstoßungsreaktionen des jungen Embryos zu unterbinden. Mehr Schwangerschaften würden eintreten. Auch auf diesem Gebiet wird gearbeitet.

Damit auch krebskranke Frauen nach einer lebensrettenden Chemotherapie noch schwanger werden können, wird vor der Behandlung Eierstocksgewebe entnommen und tiefgefroren, um es später aufzutauen und in den Körper zurückzuverpflanzen. In Leeds ist dies 1999 erstmals erfolgreich gelungen. Auch ließen sich mit dieser Technik die Wechseljahre und die Auswirkungen auf das Alter aufhalten. Die Vision ist, dass Eierstockbanken Frauen bis zum Alter von über sechzig eine Schwangerschaft ermöglichen. Allerdings ist die Eierstockstransplantation derzeit rein spekulativ. Sie befindet sich in einem Experimentierstadium. Eine Schwangerschaft ist damit noch nirgendwo erzielt worden. Auch unbefruchtete Eizellen werden eingefroren, um sie nach der Krebsbehandlung befruchten zu können. Auch über die Hodentransplantation bei krebskranken Männern wird nachgedacht.

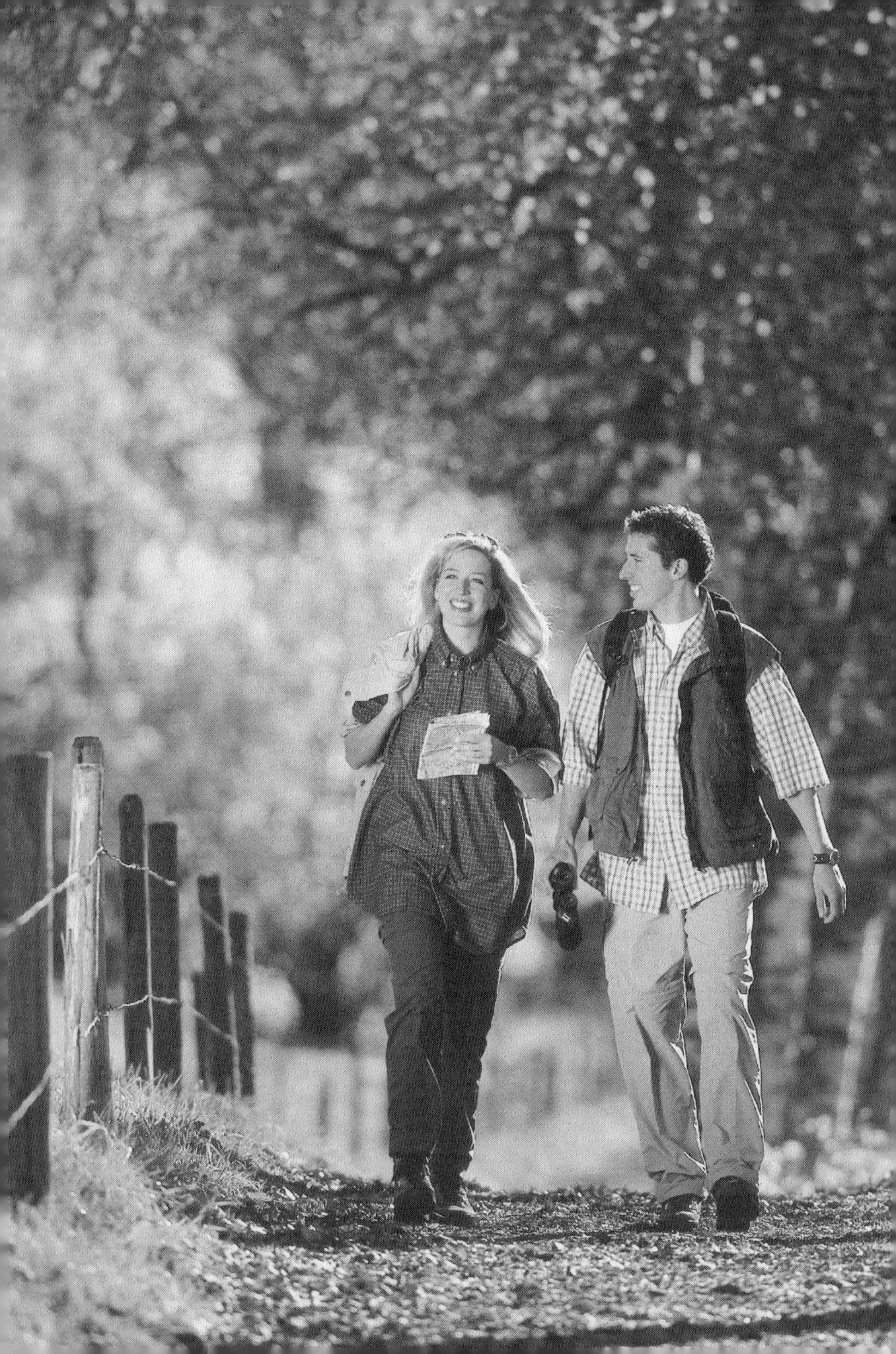

Und wenn es gar nicht klappen will?

Sie haben dieses Buch hoffnungsvoll zur Hand genommen und kennen nun die vielfältigen Möglichkeiten der modernen Medizin, einem Paar zu einem Kind zu verhelfen. Aber bei Ihnen selber hat es nicht geklappt. Vielleicht hatten Sie eine Fehlgeburt oder aber Ihre Ärztin hat Ihnen mitgeteilt, was Sie schon geahnt, aber auch jetzt noch nicht ganz wahrhaben wollen: dass Ihre Partnerschaft wahrscheinlich kinderlos bleiben wird. Wie Sie mit diesem Schicksal umgehen können, wollen wir u. a. in diesem letzten Kapitel aufzeigen.

Schwanger – und doch kein Baby

Sie haben eine Fehlgeburt (Abort)

Sie freuen sich miteinander, Sie sind schwanger geworden. Endlich hat es geklappt, alle Mühen scheinen sich gelohnt zu haben. In der 8. Schwangerschaftswoche wird nun festgestellt, dass die Schwangerschaft sich nicht normal weiterentwickelt hat. Blutungen treten auf, es kommt zur Fehlgeburt. Die Enttäuschung ist riesengroß. Zwar ist die ersehnte Schwangerschaft eingetreten, aber zum gewünschten Kind hat es nicht gereicht.

Wie häufig kommt es zu einer Fehlgeburt?

Bezogen auf die Zahl der Geburten treten Fehlgeburten in 10–15 Prozent der Fälle auf. Sie sind also mit Ihrem Schicksal nicht alleine. Das ist für Sie in dieser Situation natürlich kein Trost, aber diese Zahlen sagen auch, dass eine Fehlgeburt für die meisten Frauen höchstens ein einmaliges Ereignis ist. Die Wahrscheinlichkeit, dass eine Fehlgeburt eintritt, sinkt mit zunehmender Schwangerschaftsdauer. In der 7. Schwangerschaftswoche liegt die mittlere Fehlgeburtsrate bei rund 15 Prozent, in der 12. Woche beträgt sie 8 Prozent und in der 17. Schwangerschaftswoche nur noch 2 Prozent. Auch das Alter der Frau geht in das Fehlgeburtsrisiko mit ein. Je älter die Frau ist, desto höher ist auch die Fehlgeburtsrate. Unter 20 Jahren liegt sie bei ca. 1 Prozent, zwischen 20 und 30 Jahren bei etwa 2,5 Prozent, bei 40 Jahren bei etwa 15 Prozent.

Warum kommt es zur Fehlgeburt?

Die Ursachen einer Fehlgeburt sind vielfältig. Oft kann im Einzelnen nicht geklärt werden, warum es gerade bei Ihnen zur Fehlgeburt gekommen ist. An erster Stelle stehen chromosomale Anomalien des Embryos. Dieser ist meistens nicht überlebensfähig.

Auf mütterlicher Seite kommen als Ursachen Fehlbildungen des weiblichen Genitaltraktes, Myome, eine Gelbkörperschwäche, Stoffwechselerkrankungen wie der Diabetes mellitus (Blutzuckerkrankheit) oder eine Unterfunktion der Schilddrüse und Infektionskrankheiten infrage. Bei der Toxoplasmose (siehe S. 105) ist nur die Erstinfektion für den Embryo gefährlich. Eine durchgemachte Toxoplasmoseinfektion bedeutet einen lebenslangen Schutz. Zudem geht die Endometriose mit einem erhöhten Fehlgeburtsrisiko einher. Des Weiteren spielen immunologische Vorgänge eine Rolle.

Von Seiten des männlichen Partners kann eine schlechte Spermaqualität eine Fehlgeburt verursachen. In letzter Zeit werden zunehmend Umweltschadstoffe und Genussgifte diskutiert und mit Fehlgeburten in Zusammenhang gebracht. Zu nennen sind hier insbesondere Schwermetalle wie Quecksilber, Blei oder Kupfer, organische Lösungsmittel, Nikotin und Alkohol. Auch scheint die Anreicherung von Anästhetika im Körper fehlgeburtsauslösend zu wirken, wie dies bei jungen Frauen eines Anästhesieteams zu beobachten war. Desgleichen gelten Zytostatika als fehlgeburtsauslösend.

Wie verläuft eine Fehlgeburt?

Es gibt verschiedene Verlaufsformen. Das Schwangerschaftsprodukt wird vollständig oder unvollständig ausgestoßen (Abortus completus bzw. incompletus). Besteht lediglich eine leere Fruchthöhle, ohne dass kindliche Strukturen darin vorhanden sind, liegt ein so genanntes Windei vor. Es kann auch sein, dass bis zu einem bestimmten Zeitpunkt mit der Schwangerschaft alles in Ordnung war. Kindliche Herzaktionen und Kindsbewegungen wurden gesehen. Bei der nächsten Untersuchung sind diese dann verschwunden. In diesem Falle sprechen wir von einer verhaltenen Fehlgeburt (engl. missed abortion).

Kann eine Fehlgeburt verhindert werden?

In den meisten Fällen ist die Fehlgeburt ein schicksalhaftes Ereignis. In der frühen Phase läuft die Schwangerschaft nach dem »Alles-oder-Nichts-Gesetz« ab. Die Natur wählt aus: Nur die Besten kommen durch.

Findet sich bei der Abklärung eine der vorgenannten Möglichkeiten als wahrscheinliche Ursache der Fehlgeburt, ist es möglich, diese gezielt zu behandeln. Beispielsweise werden Fehlbildungen der Gebärmutter oder große Myome operiert. Die Gelbkörperfunktion kann medikamentös unterstützt werden (siehe S. 151, 187). Wenn Sie noch keine Toxoplasmoseinfektion durchgemacht haben, sollten Sie den Kontakt mit Katzen und rohes Fleisch meiden. Bei einer frischen Infektion werden Sie antibiotisch behandelt werden. Bei Verdacht auf immunologische Ursachen können Immunglobuline eingesetzt werden. Vor allem wiederholte Fehlgeburten bedeuten für die meisten Frauen eine starke psychische Belastung. Hier ist die vermehrte Zuwendung des Arztes meist hilfreich. Um zusätzliche Risikofaktoren auszuschließen, können vermehrt im Körper angereicherte Umweltschadstoffe ausgeschwemmt werden (siehe S. 163). Ebenso sollte das Rauchen eingestellt und der Alkoholkonsum eingeschränkt werden.

Schwangerschaften, die sich außerhalb der Gebärmutterhöhle einnisten: ektope Schwangerschaften

Eine Schwangerschaft entwickelt sich für gewöhnlich nicht weiter, wenn das befruchtete Ei sich an einem falschen Ort, beispielsweise in der freien Bauchhöhle (Bauchhöhlenschwangerschaft), in einem Eierstock (Ovarialgravidität), im Gebärmutterhals (Zervikalgravidität) oder in einem Eileiter (Eileiterschwangerschaft) einnistet. Da diese Schwangerschaften sich außerhalb der Gebärmutterhöhle, dem normalen Einnistungsort, befinden, wird auch von ektopen Schwangerschaften gesprochen. Auf hundert Geburten wird mit einer solchen ektopen Schwangerschaft gerechnet. Die häufigste ektope Schwangerschaft ist die Eileiterschwangerschaft (Tubargravidität). Sie kommt in etwa 98 Prozent der Fälle vor. Sehr selten liegt eine Schwangerschaft sowohl innerhalb als auch außerhalb der Gebärmutterhöhle vor.

In den letzten Jahrzehnten ist weltweit eine Zunahme von solchen Schwangerschaften zu beobachten. Folgende Gründe werden hierfür verantwortlich gemacht:

- die Zunahme von Eileiterentzündungen (siehe S. 76) und der Endometriose (siehe S. 68),
- die weite Verbreitung von Chlamydieninfektionen,

- die zunehmende Verwendung von Spiralen zur Empfängnisverhütung (siehe S. 74),
- medikamentöse Stimulationsbehandlungen (siehe S. 147 ff.),
- vorausgegangene Sterilitäts- und Sterilisationsoperationen (siehe S. 159 ff.),
- andere operative Eingriffe an den inneren Genitalorganen.

Das Wiederholungsrisiko ist erhöht, wenn bei einer Eileiterschwangerschaft der Eileiter erhaltend operiert wurde. Eine Schwangerschaft außerhalb der Gebärmutterhöhle ist für gewöhnlich nicht weiter entwicklungs- und lebensfähig. Aufgrund von Blutungskomplikationen kann sie nicht ausgetragen werden. Sobald sie sich bemerkbar macht, muss sie operativ behandelt werden. Dies geschieht entweder durch eine Operation über Bauchspiegel oder durch einen Bauchschnitt.

Wie macht sich eine ektope Schwangerschaft bemerkbar?

Bei einer Schwangerschaft außerhalb der Gebärmutter bleiben Ihre Periodenblutungen aus und Sie fühlen sich schwanger. Der Schwangerschaftstest fällt positiv aus. Blutungen und/oder Unterbauchschmerzen wie bei Fehlgeburtsbestrebungen treten auf.

Wenn Sie diese Beschwerden zwischen der 6. und 8. Schwangerschaftswoche feststellen, kann eine Eileiterschwangerschaft bestehen. Ziehen Sie dann sofort Ihren Frauenarzt zu Rate. Er kann bereits sehr früh durch eine Ultraschalluntersuchung feststellen, ob eine Schwangerschaft innerhalb der Gebärmutterhöhle sich befindet oder nicht. Im Zweifelsfall ist eine Bauchspiegelung zur sicheren Diagnosestellung erforderlich. Je früher eine ektope Schwangerschaft entdeckt wird, umso günstiger sind die Aussichten für das spätere Zustandekommen spontaner Schwangerschaften am richtigen Ort.

Sie können keine eigenen Kinder haben – was nun?

Sie haben keine Mühen gescheut, Sie haben sämtliche derzeit verfügbaren Behandlungsmethoden ausgeschöpft, um zum eigenen Kind zu kommen – aber geklappt hat es nicht. Ihre Ärztin eröffnet Ihnen schließlich, was Sie schon selbst geahnt haben, aber vielleicht auch jetzt noch nicht wahrhaben wollen: Ihre Partnerschaft wird nach menschlichem Ermessen wohl kinderlos bleiben. Was nun?

Sie sind am Ende eines langen, strapaziösen Weges angekommen und haben dennoch das Ziel nicht erreicht. Hoffnungen sind zerstört, Befürchtungen wahr geworden, und ausgerechnet Sie sollen sich mit der Tatsache abfinden, niemals ein eigenes Kind im Arm halten zu können. Es klingt hart, aber nehmen Sie dieses ganz persönliche Schicksal an.

Kommt eine Adoption infrage?

Vielleicht ist Ihnen schon häufiger der Gedanke an eine Adoption gekommen. Möglicherweise steht auch Ihr Partner einer Adoption aufgeschlossen gegenüber. Allerdings sollte Ihnen diese Möglichkeit nicht als allerletzter verzweifelter Ausweg erscheinen, um Ihre Kinderlosigkeit zu überwinden.

Wer in dem Wunsch nach Kindern vorrangig ein egoistisches Ziel verfolgt (Freude durch die Kinder, Schmusebabys etc.), wird in der Erwartungshaltung bald enttäuscht sein, wenn sich mit der Entwicklung des Kindes kleinere und auch größere Probleme einstellen, wie sie sich bei leiblichen Kindern unvermeidlich auch ergeben. Bei einer Adoption müssen Sie zudem wieder viel Geduld aufbringen, denn die Wartezeiten für Adoptionswillige sind oftmals lang.

Wenn Sie nach reiflicher Abwägung überzeugt sind, dass eine Adoption die Alternative zur Überwindung Ihrer Kinderlosigkeit ist, dann wenden Sie sich für nähere Informationen an das Jugendamt Ihrer Stadt oder Gemeinde oder Ihres zuständigen Landratsamtes.

Besinnen Sie sich gemeinsam auf andere Lebensinhalte

Können Sie sich mit dem Gedanken an eine Adoption nicht anfreunden, dann dürfen Sie keinesfalls der Resignation, die sich möglicherweise einstellen wird, nachgeben. Akzeptieren Sie Ihre Kinderlosigkeit, trösten Sie sich mit dem Gedanken, dass jeder Mensch in seinem Leben Verzicht in irgendeinem Bereich üben muss. Und vergessen Sie nicht, dass Sie mit Ihrem Schicksal nicht allein sind.

Betroffen sind hiervon zwei – Ihr Partner und Sie. Auch er wird Ihre Hilfe nach dieser Erfahrung brauchen, Ihre liebevolle Zuwendung und – dies gilt ganz besonders in einer Beziehung, in der ein Partner unfruchtbar ist – Ihre Solidarität. Zeigen Sie ihm, dass Sie ihn trotzdem, und nach den langen unerfüllten Versuchen, die Sie gemeinsam hinter sich haben, vielleicht noch mehr lieben als zu Beginn Ihrer Beziehung, als alles noch so herrlich unkompliziert erschien. Sicherlich haben Sie Ihren Partner damals nicht unter dem Aspekt der Familiengründung auserwählt, sondern weil er so viele liebenswerte Eigenschaften hatte – und die besitzt er zweifelsohne auch heute noch. Besinnen Sie sich gemeinsam auf andere Lebensinhalte, deren Verwirklichung Sie baldmöglichst angehen sollten.

Und denken Sie daran: Unerfüllter Kinderwunsch bleibt auch heute in der Welt des scheinbar alles Machbaren ein gar nicht so seltenes Schicksal.

Anhang

Wo können Sie sich beraten lassen?

Der erste Ansprechpartner sollte der Arzt Ihres Vertrauens sein, mit dem Sie über alles offen reden können und bei dem Sie sich gut aufgehoben fühlen. Unabhängig davon können Sie sich wenden an

- die für Ihren Wohnort zuständige Bezirksärztekammer
- den Berufsverband der Frauenärzte e. V.
  Pettenkoferstraße 35
  80336 München
  Telefon: 089–5 38 99 85

Folgende Institutionen vermitteln Ihnen, wo Sie sich kompetent beraten lassen können, oder beraten selbst. Dort erfahren Sie auch, ob eine Klinik oder eine Arztpraxis sich in der Nähe Ihres Wohnortes befindet, die auf Kinderwunschbehandlung spezialisiert ist.

Bundesverband Reproduktionsmedizinischer Zentren Deutschlands e. V.
Kaiserstraße 7
66111 Saarbrücken
Telefon: 0681–37 35 51
Fax: 0681–37 35 39

Bundeszentrale von Pro Familia
Cronstettenstraße 81
60322 Frankfurt
Telefon: 069–55 09 01

Wunschkind e. V.
Bundesverband der Selbsthilfegruppen ungewollter Kinderlosigkeit
Fehrbelliner Straße 92
10119 Berlin
Telefon: 030–69 04 08 39
Fax: 030–69 04 08 38

Weitere Informationen finden Sie auch im Internet wie z. B.:

http://www.fertinet.de/inhalt.thm
http://www.krankenhaus-erbach.de
http://www.repromed.de/gs.html
http://www.wunschkind.de

Gesetz zum Schutz von Embryonen (Embryonenschutzgesetz – ESchG)

§ 1

Missbräuchliche Anwendung von Fortpflanzungstechniken

(1) Mit Freiheitsstrafe bis zu drei Jahren oder mit Geldstrafe wird bestraft, wer

1. auf eine Frau eine fremde Eizelle überträgt,
2. es unternimmt, eine Eizelle zu einem anderen Zweck künstlich zu befruchten, als eine Schwangerschaft der Frau herbeizuführen, von der die Eizelle stammt,
3. es unternimmt, innerhalb eines Zyklus mehr als drei Embryonen auf *eine* Frau zu übertragen,
4. es unternimmt, durch intratubaren Gametentransfer innerhalb eines Zyklus mehr als drei Eizellen zu befruchten,
5. es unternimmt, mehr Eizellen einer Frau zu befruchten, als ihr innerhalb eines Zyklus übertragen werden sollen,
6. einer Frau einen Embryo vor Abschluss seiner Einnistung in der Gebärmutter entnimmt, um diesen auf eine andere Frau zu übertragen oder ihn für einen nicht seiner Erhaltung dienenden Zweck zu verwenden, oder
7. es unternimmt, bei einer Frau, welche bereit ist, ihr Kind nach der Geburt Dritten auf Dauer zu überlassen (Ersatzmutter), eine künstliche Befruchtung durchzuführen oder auf sie einen menschlichen Embryo zu übertragen.

(2) Ebenso wird bestraft wer

1. künstlich bewirkt, dass eine menschliche Samenzelle in eine menschliche Eizelle eindringt, oder
2. eine menschliche Samenzelle in eine menschliche Eizelle künstlich verbringt, ohne eine Schwangerschaft der Frau herbeiführen zu wollen, von der die Eizelle stammt.

(3) Nicht bestraft werden

1. in den Fällen des Absatzes 1 Nr. 1, 2 und 6 die Frau, von der die Eizelle oder der Embryo stammt, sowie die Frau, auf die die Eizelle übertragen wird oder der Embryo übertragen werden soll und

2. in den Fällen des Absatzes 1 Nr. 7 die Ersatzmutter sowie die Person, die das Kind auf Dauer bei sich aufnehmen will.

(4) In den Fällen des Absatzes 1 Nr. 6 und des Absatzes 2 ist der Versuch strafbar.

§ 2

Missbräuchliche Verwendung menschlicher Embryonen

(1) Wer einen extrakorporal erzeugten oder einer Frau vor Abschluss seiner Einnistung in der Gebärmutter entnommenen menschlichen Embryo veräußert oder zu einem nicht seiner Erhaltung dienenden Zweck abgibt, erwirbt oder verwendet, wird mit Freiheitsstrafe bis zu drei Jahren oder mit Geldstrafe bestraft.

(2) Ebenso wird bestraft, wer zu einem anderen Zweck als der Herbeiführung einer Schwangerschaft bewirkt, dass sich ein menschlicher Embryo extrakorporal weiterentwickelt.

(3) Der Versuch ist strafbar.

§ 3

Verbotene Geschlechtswahl

Wer es unternimmt, eine menschliche Eizelle mit einer Samenzelle künstlich zu befruchten, die nach dem in ihr enthaltenen Geschlechtschromosom ausgewählt worden ist, wird mit Freiheitsstrafe bis zu einem Jahr oder mit Geldstrafe bestraft. Dies gilt nicht, wenn die Auswahl der Samenzelle durch einen Arzt dazu dient, das Kind vor der Erkrankung an einer Muskeldystrophie vom Typ Duchenne oder einer ähnlich schwer wiegenden geschlechtsgebundenen Erbkrankheit zu bewahren und die dem Kind drohende Erkrankung von der nach Landesrecht zuständigen Stelle als entsprechend schwer wiegend anerkannt worden ist.

§ 4

Eigenmächtige Befruchtung, eigenmächtige Embryoübertragung und künstliche Befruchtung nach dem Tode

(1) Mit Freiheitsstrafe bis zu drei Jahren oder mit Geldstrafe wird bestraft, wer

1. es unternimmt, eine Eizelle künstlich zu befruchten, ohne dass die Frau, deren Eizelle befruchtet wird und der Mann, dessen Samenzelle für die Befruchtung verwendet wird, eingewilligt haben,
2. es unternimmt, auf eine Frau ohne deren Einwilligung einen Embryo zu übertragen, oder
3. wissentlich eine Eizelle mit dem Samen eines Mannes nach dessen Tode künstlich befruchtet.

(2) Nicht bestraft wird im Fall des Absatzes 1 Nr. 3 die Frau, bei der die künstliche Befruchtung vorgenommen wird.

§ 5
Künstliche Veränderung menschlicher Keimbahnzellen

(1) Wer die Erbinformation einer menschlichen Keimbahnzelle künstlich verändert, wird mit Freiheitsstrafe bis zu fünf Jahren oder mit Geldstrafe bestraft.

(2) Ebenso wird bestraft, wer eine menschliche Keimzelle mit künstlich veränderter Erbinformation zur Befruchtung verwendet.

(3) Der Versuch ist strafbar.

(4) Absatz 1 findet keine Anwendung auf

1. eine künstliche Veränderung der Erbinformation einer außerhalb des Körpers befindlichen Keimzelle, wenn ausgeschlossen ist, dass diese zur Befruchtung verwendet werden wird,
2. eine künstliche Veränderung der Erbinformation einer sonstigen körpereigenen Keimbahnzelle, die einer toten Leibesfrucht, einem Menschen oder einem Verstorbenen entnommen worden ist, wenn ausgeschlossen ist, dass

a) diese auf einen Embryo, Fetus oder Menschen übertragen wird
oder

b) aus ihr eine Keimzelle entsteht, sowie

3. Impfungen, strahlen-, chemotherapeutische oder andere Behandlungen, mit denen eine Veränderung der Erbinformation von Keimbahnzellen nicht beabsichtigt ist.

§ 6
Klonen
(1) Wer künstlich bewirkt, dass ein menschlicher Embryo mit der gleichen Erbinformation wie ein anderer Embryo, ein Fetus, ein Mensch oder ein Verstorbener entsteht, wird mit Freiheitsstrafe bis zu fünf Jahren oder mit Geldstrafe bestraft.
(2) Ebenso wird bestraft, wer einen in Absatz 1 bezeichneten Embryo auf eine Frau überträgt.
(3) Der Versuch ist strafbar.

§ 7
Chimären- und Hybridbildung
(1) Wer es unternimmt,
1. Embryonen mit unterschiedlichen Erbinformationen unter Verwendung mindestens eines menschlichen Embryos zu einem Zellverband zu vereinigen,
2. mit einem menschlichen Embryo eine Zelle zu verbinden, die eine andere Erbinformation als die Zellen des Embryos enthält und sich mit diesem weiter zu differenzieren vermag, oder
3. durch Befruchtung einer menschlichen Eizelle mit dem Samen eines Tieres oder durch Befruchtung einer tierischen Eizelle mit dem Samen eines Menschen einen differenzierungsfähigen Embryo zu erzeugen, wird mit Freiheitsstrafe bis zu fünf Jahren oder mit Geldstrafe bestraft.

(2) Ebenso wird bestraft, wer es unternimmt,
1. einen durch eine Handlung nach Absatz 1 entstandenen Embryo auf
   a) eine Frau oder
   b) ein Tier
   zu übertragen, oder
2. einen menschlichen Embryo auf ein Tier zu übertragen.

§ 8
Begriffsbestimmung
(1) Als Embryo im Sinne dieses Gesetzes gilt bereits die befruchtete, entwicklungsfähige menschliche Eizelle vom Zeitpunkt der Kernverschmel-

zung an, ferner jede einem Embryo entnommene totipotente Zelle, die sich bei Vorliegen der dafür erforderlichen weiteren Voraussetzungen zu teilen und zu einem Individuum zu entwickeln vermag.
(2) In den ersten vierundzwanzig Stunden nach der Kernverschmelzung gilt die befruchtete menschliche Eizelle als entwicklungsfähig, es sei denn, dass schon vor Ablauf dieses Zeitraums festgestellt wird, dass sich diese nicht über das Einzellstadium hinaus zu entwickeln vermag.
(3) Keimbahnzellen im Sinne dieses Gesetzes sind alle Zellen, die in einer Zell-Linie von der befruchteten Eizelle bis zu den Ei- und Samenzellen des aus ihr hervorgegangenen Menschen führen, ferner die Eizelle vom Einbringen oder Eindringen der Samenzelle an bis zu der mit der Kernverschmelzung abgeschlossenen Befruchtung.

§ 9
Arztvorbehalt
Nur ein Arzt darf vornehmen:
1. die künstliche Befruchtung,
2. die Übertragung eines menschlichen Embryos auf eine Frau,
3. die Konservierung eines menschlichen Embryos sowie einer menschlichen Eizelle, in die bereits eine männliche Samenzelle eingedrungen oder künstlich eingebracht worden ist.

§ 10
Freiwillige Mitwirkung
Niemand ist verpflichtet, Maßnahmen der in § 9 bezeichneten Art vorzunehmen oder an ihnen mitzuwirken.

§ 11
Verstoß gegen den Arztvorbehalt
(1) Wer, ohne Arzt zu sein,
1. entgegen § 9 Nr. 1 eine künstliche Befruchtung vornimmt oder
2. entgegen § 9 Nr. 2 einen menschlichen Embryo auf eine Frau überträgt, wird mit Freiheitsstrafe bis zu einem Jahr oder mit Geldstrafe bestraft.

(2) Nicht bestraft werden im Fall des § 9 Nr. 1 die Frau, die eine künstliche Insemination bei sich vornimmt, und der Mann, dessen Samen zu einer künstlichen Insemination verwendet wird.

§ 12
Bußgeldvorschriften
(1) Ordnungswidrig handelt, wer, ohne Arzt zu sein, entgegen § 9 Nr. 3 einen menschlichen Embryo oder eine dort bezeichnete menschliche Eizelle konserviert.
(2) Die Ordnungswidrigkeit kann mit einer Geldbuße bis zu fünftausend Deutsche Mark geahndet werden.

§ 13
Inkrafttreten
Dieses Gesetz tritt am 1. Januar 1991 in Kraft.

Was bedeuten die medizinischen Fachausdrücke?

Abort Fehlgeburt

AIDS Immunschwächekrankheit

Ampulle äußeres Drittel des Eileiters (natürlicher Befruchtungsort), Erweiterung des Samenleiters

Analoga ähnlich wirkende Hormone

Androgene männliche Geschlechtshormone

Androloge Arzt für Männerheilkunde

Anorexie Magersucht

Blastozyste Zell-Hohlkugel mit der Anlage des Embryos und des späteren Mutterkuchens, Keimbläschen

Bulimie Verschlingen von vielen Nahrungsmitteln auf einmal. Ochsenhunger

Chlamydien bakterielle Erreger, die Eileiterentzündungen und Infektionen der ableitenden Samenwege verursachen

Choriongonadotropin Schwangerschaftshormon

Chromosomen Träger des Erbmaterials

Ejakulation Samenerguss

ektop an falscher Stelle, außerhalb der Gebärmutter

Embryo Baby bis zur 12. Schwangerschaftswoche

Embryotransfer Übertragung einer befruchteten Eizelle im 2- oder 4-Zellstadium in die Gebärmutterhöhle

Endometriose Wucherungen von ortsfremd versprengter Gebärmutterschleimhaut; häufige Ursache von Kinderlosigkeit

Endometrium Gebärmutterschleimhaut

Enzym Eiweißstoffe, die bestimmte Stoffwechselreaktionen im Körper steuern

Erektion Versteifung des Penis

extrakorporal außerhalb des Körpers (hier: Mutterleibes)

Ferment siehe Enzym

Fertilisation Befruchtung

Fetus Baby ab der 12. Schwangerschaftswoche bis zur Geburt

Follikel Eibläschen, welches normalerweise die Eizelle enthält

Follikel stimulierendes Hormon (FSH) Hormon aus dem Vorderlappen der Hirnanhangsdrüse; es regt die Entwicklung der Eibläschen an

Fruktose Zuckerart

Gameten Ei- und Samenzellen

Gestagen(e) Gelbkörperhormon

GIFT Übertragung von Ei- und Samenzellen in die Eileiter. **Intratubarer Gametentransfer** siehe dort

Gonadotropine Hormone aus der Hirnanhangsdrüse, wie das luteinisierende Hormon (LH) und das Follikel stimulierende Hormon (FSH)

Gravidität Schwangerschaft

Homöopathie Heilverfahren, bei dem Kranke mit kleinsten Dosen der Mittel behandelt werden, die bei Gesunden ähnliche Krankheitserscheinungen hervorrufen würden

Hormone Botenstoffe, körpereigener, funktionssteuernder Wirkstoff

Hyperandrogenämie Hormonstörung: Im weiblichen Körper werden zu viel männliche Hormone gebildet.

Hyperprolaktinämie Hormonstörung: Es ist zu viel vom Hormon Prolaktin im Blut vorhanden.

Hyperthyreose Überfunktion der Schilddrüse

Hypophyse Hirnanhangsdrüse

Hypothyreose Unterfunktion der Schilddrüse

Hysteroskopie Gebärmutterspiegelung

ICSI Abkürzung f. intracytoplasmatische Spermieninjektion, d. h. Injektion von Samenzelle(n) in die Eizelle

Inkubation Aufbewahrung im Wärmeschrank

Insemination Übertragung von aufbereiteten Samenzellen in die Gebärmutterhöhle oder in die Eileiter

Intratubarer Gametentransfer Übertragung von Ei- und Samenzellen in den (die) Eileiter

intravaginal in der Scheide

IVF In-vitro-Fertilisation, Befruchtung außerhalb des Mutterleibs

Kryokonservierung Einfrieren von biologischem Material, z. B. von Samen- oder Eizellen

Krypten Buchten im Gebärmutterhals

Laparoskopie Bauchspiegelung

Libido sexuelle Lust

Luteinisierendes Hormon (LH) Hormon aus dem Vorderlappen der Hirnanhangsdrüse: Es fördert die Eizellreifung und löst den Eisprung aus

Menarche erste Periodenblutung im Leben einer Frau

Menstruation Regel-, Periodenblutung

Mikroinjektion direktes Einbringen einer Samenzelle in das Innere der Eizelle

Morula Zellball

Mukoviszidose erbliche allgemeine Störung der Ausscheidung von Drüsenabsonderungen mit fortschreitenden zystisch-bindegewebigen Veränderungen vor allen in der Lunge und der Bauchspeicheldrüse

Muzin im Gebärmutterhalsschleim enthaltene Substanz

Myom Veränderung der Gebärmutter-Muskelschicht der Gebärmutter

Myometrium Muskelschicht der Gebärmutter

Östrogen weibliches Geschlechtshormon
Ovar Eierstock
Ovulation Eisprung
Phytotherapie Behandlung mit Arzneipflanzen
Plazenta Mutterkuchen
Portio Teil des Gebärmutterhalses, der in die Scheide hineinragt
Postkoitaltest Untersuchung des Gebärmutterschleims auf Samenzellen nach dem Geschlechtsverkehr
Progesteron Gelbkörperhormon
Prolaktin Brustmilch-, Stresshormon
Prostata Vorsteherdrüse
Psyche seelische Verfassung
Psychosomatik die Lehre von der Einheit von Seele und Körper
Reproduktion Fortpflanzung
Resistentes Ovarsyndrom Eierstock spricht nicht auf die Hormone der Hirnanhangsdrüse an, so dass keine Eibläschen heranreifen
Sekret Flüssigkeit
Sexualhormone Geschlechtshormone
Sonographie Ultraschall
Spasmen Verkrampfungen
Spermien Samenzellen
Spermiogenese Bildung der Samenzellen
Sterilität Unfruchtbarkeit
Stimulation medikamentöse Anregung zur Entwicklung von Eibläschen in den Eierstöcken
Symptom (e) Beschwerde(n)
Testes Hoden
Testosteron männliches Geschlechtshormon
Tube Eileiter
Uterus Gebärmutter
Vagina Scheide
Vaginalsonographie Ultraschall durch die Scheide
Varikozele Krampfader
Zervix Gebärmutterhals
Zyste mit Flüssigkeit gefüllter Hohlraum
Zytostatika Medikamente, die die Zellvermehrung hemmen

Bücher zum Weiterlesen

Die Gebärmutter: Gezielte Hilfe bei Erkrankungen. Wie der Artz untersucht und behandelt. Was Sie bei schmerzhafter Regelblutung und Senkungsbeschwerden auch selbst tun können. Alles über die Totaloperation: Notwendigkeit, Folgen, Alternativen, Kleine-Gunk, B.; TRIAS 1997

Wirksame Hilfe bei Endometriose: Ein Ratgeber für Frauen: Wie Ihr Arzt Sie behandelt. Sillem, M.; TRIAS ärztlicher Rat 1998

Lebensfreude und Harmonie durch die Kraft der 5 Elemente. Körper und Seele in Balance nach der traditionellen chinesischen Lehre. So aktivieren Sie Qi-Energie und Selbstheilungskräfte. Vergessen Sie den Alltagsstress, und werden Sie zum ruhenden Pol. Ferguson, P.; TRIAS 1999

Stressfrei durch Progressive Relaxation. Mehr Gelassenheit durch Tiefmuskelentspannung nach Jacobson. Ohm, D., Garattoni, J.P.; TRIAS Relax-CD 1998

Liebe und Sex. Über die Biochemie leidenschaftlicher Gefühle. Miketta, G., Tebel-Nagy, C.; TRIAS 1996

Feng Shui für Liebende. Räume der Harmonie schaffen: Wie Sie gemeinsam geistige und sexuelle Erfüllung finden. Waldmann, W.; TRIAS 1999

Der große TRIAS-Ratgeber Schwangerschaft und Geburt. Mit ausführlichem Sonderteil für die ersten Monate: Mein Baby und ich. Balaskas, J., Gordon, Y.; TRIAs 1997

Stichwortverzeichnis